# 出境旅行

## 你需要知道的
## 健康安全小知识

石莹 田绿波 张琴 陈晏 主编

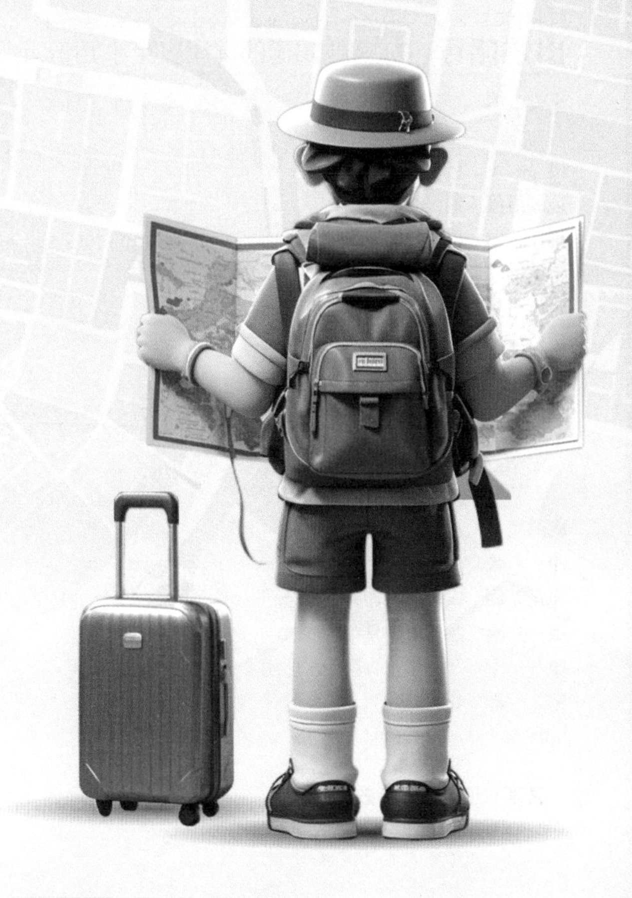

四川科学技术出版社

**图书在版编目（CIP）数据**

出境旅行：你需要知道的健康安全小知识 / 石莹等主编. -- 成都：四川科学技术出版社, 2024. 9.
ISBN 978-7-5727-1494-8

Ⅰ. R161

中国国家版本馆CIP数据核字第2024CP0300号

CHUJING LÜXING　NI XUYAO ZHIDAO DE JIANKANG ANQUAN XIAO ZHISHI

**出境旅行　你需要知道的健康安全小知识**

**主　　编**　石　莹　田绿波　张　琴　陈　晏

**出 品 人**　程佳月
**策划组稿**　钱丹凝
**责任编辑**　税萌成
**营销编辑**　鄢孟君
**封面设计**　筱　亮
**责任出版**　欧晓春
**出版发行**　四川科学技术出版社
成都市锦江区三色路238号　邮政编码 610023
官方微博 http://weibo.com/sckjcbs
官方微信公众号 sckjcbs
传真 028-86361756
**成品尺寸**　145 mm × 210 mm
**印　　张**　6.25　字数 100 千
**印　　刷**　四川华龙印务有限公司
**版　　次**　2025年 1 月第 1 版
**印　　次**　2025年 1 月第 1 次印刷
**定　　价**　48.00元
ISBN 978-7-5727-1494-8



邮购：成都市锦江区三色路238号新华之星A座25层
邮政编码：610023　电话：028-86361770

# 本书编委会


**主　编**

石　莹　田绿波　张　琴　陈　晏

**副主编**

胡江涛　张　萃　王思敏

胡芯湄　张　青　孟　菁

**编　者**

刘　杨　李梦秋　王　璇　常晓松

龙　娟　马　田　陈　萍　杨　雨

陈　婷　向云会　王俊贤　邬丹妮

樊学军　张春曦

# 前言

近年来，以职业需要、社会活动、娱乐休闲和人道主义活动为目的而进行国际活动的人员数量不断增加。许多人的出境行程比过去长，出入境频率比原来高，且这两方面近年来保持着继续上升的趋势。出入境人员在陌生环境中易处于多种多样的健康危害中，这些危害中的大部分可通过出境前、在境外和入境后采取适当的措施降至最小。编写本书的目的，是为出入境人员提供出入境相关医学检查指导，以预防或减轻相关的不良后果。

本书除适用于出境人员，还适用于海关、机场出入境等部门工作人员，以便他们向出入境人员介绍相关医学健康知识及预防措施。本书以漫画人物展现出入境旅行可能面临的健康风险及应对措施，旨在服务广大出入境人员，增强国际旅行健康意识，降低输入性传染病感染率。本书还将入境人员医学健康检查英文译本附于书末，以便外籍人员查阅。

本书作者希望通过幽默有趣的漫画方式向广大出入境人员科普健康医学知识，并在相关重要问题上进行指导。本书分为三部分：第一部分为出境前的健康准备，可了解我国出境、目的国的健康体检和预防接种要求，出发前的健康体检和预防接种材料的准备，目的国的国际旅行健康风险和预防措施。第二部分为境外篇，主要包括境外潜在的健康问题、意外伤害与暴力问题、突发健康问题的应对以及传染病的处置方式等内容。第三部分为归国后的健康追踪，以归国后相关医学检查知识展开，主要包括流行病学史上报、常见传染病筛查、罕见的输入性传染病诊断等，为入境人员提供医学检查依据。

希望本书能为广大出入境人员提供帮助，为他们的出行健康保驾护航。

# 目 录

# 第一章

# 出境前

CHUJING QIAN

现在，出国旅游、跨国经商、海外留学、驻外工作、移民定居等已经不是什么新鲜事儿了。《中华人民共和国国境卫生检疫法实施细则》第一百零二条明确规定：“凡申请出境居住 1 年以上的中国籍人员，必须持有卫生检疫机关签发的健康证明。中国公民出境、入境管理机关凭卫生检疫机关签发的健康证明办理出境手续。”那么，不同人群作出境前应该做哪些准备？又需要做哪些医学健康检查呢？本章将为你详细讲解出国留学人员、劳务工作者和海船船员需要接受的相关医学检查及健康要求。

# 第一节 不同人群出境体检要求及注意事项

## 一、出国留学，你准备好了吗？

拿到境外学校录取通知书的同学，现在心情如何呢？一边是对未来的无限向往，一边忙着准备各种资料，可能使你有些手足无措吧。可别忘了，还有出国前的体检和预防接种哦！现在，就让“小关”来告诉你出国体检的正确打开方式吧！

出国留学，你必须知道这些事儿！

根据国家留学基金管理委员会（CSC）要求，公派出国人员须在出国前办理“国际旅行健康证书”。那该怎么去办理相关手续呢？“小关”为你解答。

体检该准备些什么？
去哪儿咨询？
注意事项有哪些？
???
小关的超全攻略送给你，让你轻松摆脱烦恼！

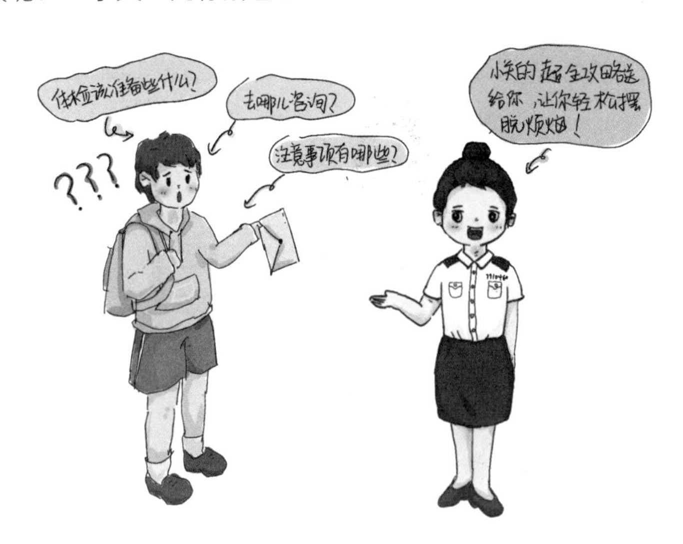

### 1. 确定体检机构

留学 / 访问出国健康体检需选择指定的体检机构，同学们可以根据需求前往指定的体检机构。

去哪儿呢？
搜索 出国体检去哪儿？

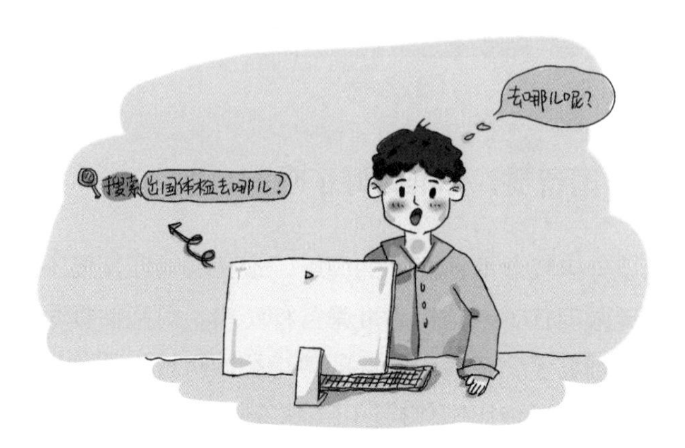

### 2. 预约体检时间并准备材料

确定体检机构后，需要提前预约体检时间。建议提前一个月左右预约，以确保有充足的时间体检和处理突发问题。

打电话或者官方APP
都可以预约咨询。
预约APP

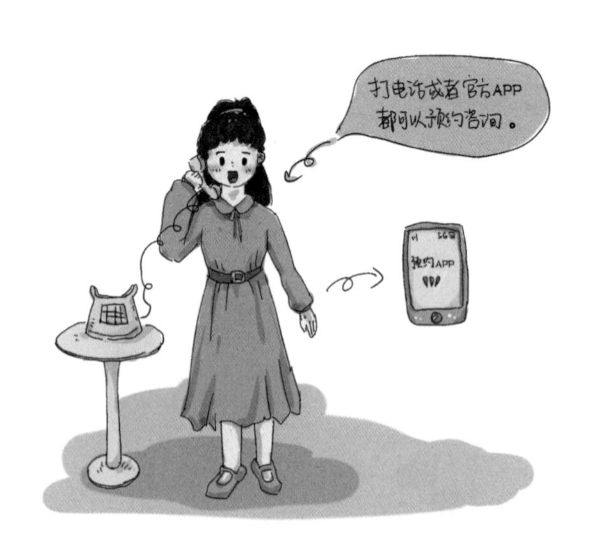

已拿到签证和（或）CSC公派资助材料的人员，可直接前往海关所属国际旅行卫生保健中心申请免费法定体检，无须在公众号上预约。每日前五个名额可于提交申请材料后的第三个工作日上午直接现场办理，其余人员按每5个一组依次顺延至下一个工作日上午去现场办理。

需提交的材料包括：护照和签证复印件、学校录取通知书/访问学者邀请函和签证表格，公派人员还需提交CSC资助中文材料（包括前往国家、学校和资助时长）。上述签证、录取通知书、邀请函、签证表格和资助中文材料若有时限，均应超过一年。

**3. 进行体检**

已预约出国健康体检或预防接种的留学/访学人员可在准备好相应材料后，在指定时间去体检机构进行体检。

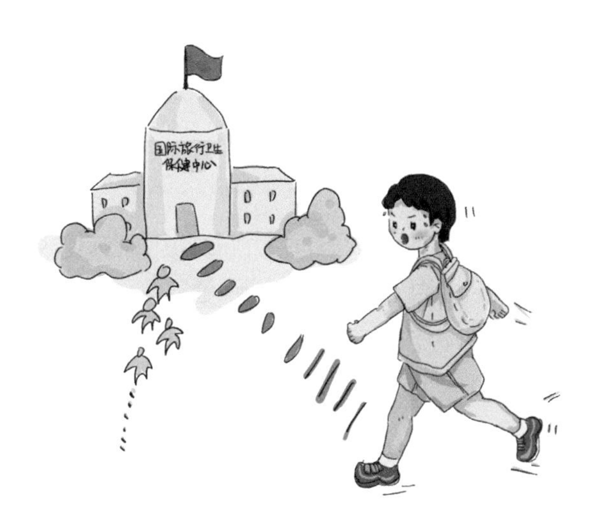

### 4. 预防接种

留学生可进行预防接种的项目有：四价流感病毒裂解疫苗、黄热减毒活疫苗、重组B亚单位/菌体霍乱疫苗、AcYw135群脑膜炎球菌多糖结合疫苗、水痘减毒活疫苗、麻腮风联合减毒活疫苗、重组带状疱疹疫苗（CHO细胞）、甲肝疫苗和乙肝疫苗等。如果需要接种疫苗或翻译预防接种证明的同学一定要携带既往疫苗接种记录原件及复印件（小绿本），如果已经有“疫苗接种或预防措施国际证书”（小黄本），也需要携带原件。

**“小关”温馨提示**

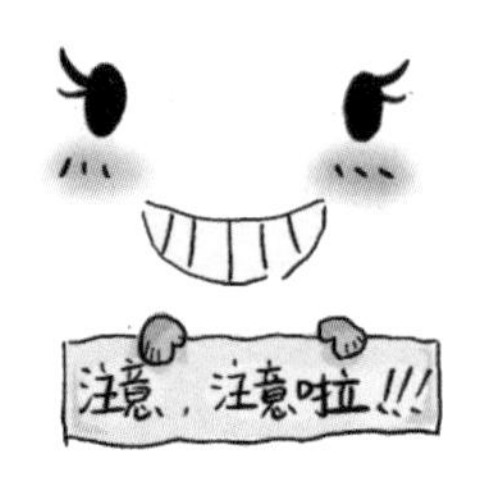


若已在各地海关所属国际旅行卫生保健中心完成出国体检且在有效期内，预防接种者可直接到中心申请现场办理。

### 5. 领取体检报告

出具体检报告通常需要3个工作日，可以选择现场领取或者邮寄体检报告。若有异常结果，请别着急，需要按照体检机构的要求进行复检或治疗。

邮寄？
现场领取？
"小关"提示：
根据自身情况决定哦
二者皆可！
服务窗口

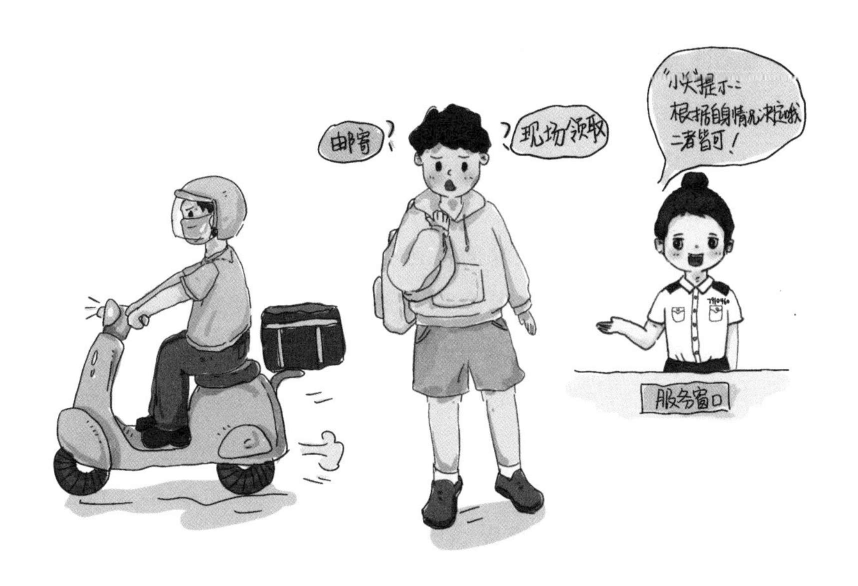

只有完成体检和疫苗接种，我们才能拿到“健康检查证明书”和“疫苗接种或预防措施国际证书”，就是我们所说的小红本和小黄本。

健康检查
证明书
(小红本)
疫苗接种或预
防措施国际
证书
(小黄本)

**“小关”温馨提示**

体检前这些事项需要注意：

（1）提前了解当地和学校的体检要求，以便做好充分准备。

（2）提前预约体检时间，避免时间紧迫造成麻烦。

（3）体检过程中须配合医生的检查，如实回答问题，确保体检结果准确。

（4）体检当天须空腹（一般保持6～8小时），可适当饮水。

（5）女生尽量避开生理期，以免影响尿检等结果。

（6）进行X线检查时，须取下金属饰品，女生避免穿戴有金属圈的内衣。

（7）怀孕或者可能已受孕者，请提前告知医生。

（8）如果体检结果有异常，按照体检机构的要求进行复检或治疗即可。

（9）未成年人需监护人或者监护人委托的成人陪同进行体检和预防接种，被委托者需携带监护人出具的委托书。

再告诉出国留学的你一个小知识：

留学生可根据学校要求或自身需求选择更多的检测，如结核γ干扰素释放试验，血结核T细胞斑点试验，水痘－带状疱疹病毒抗体检测，麻疹病毒、腮腺炎病毒、风疹病

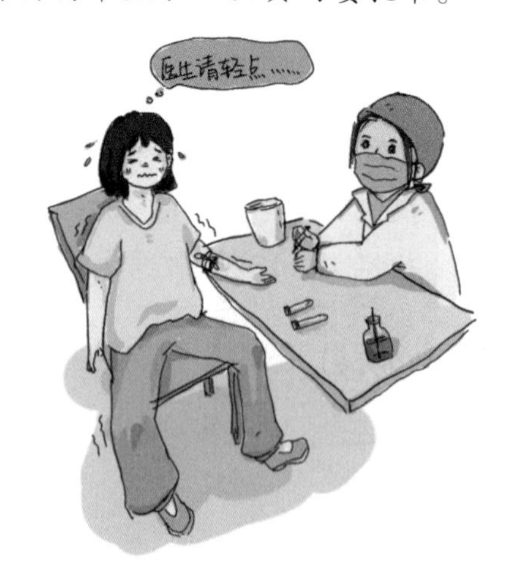

毒 IgG 抗体和乙肝两对半定性定量检测等。如果有需要，一定提前与医生沟通好哦。

以上是出国留学体检相关信息，希望对你有所帮助，为即将开启留学之旅的你保驾护航！

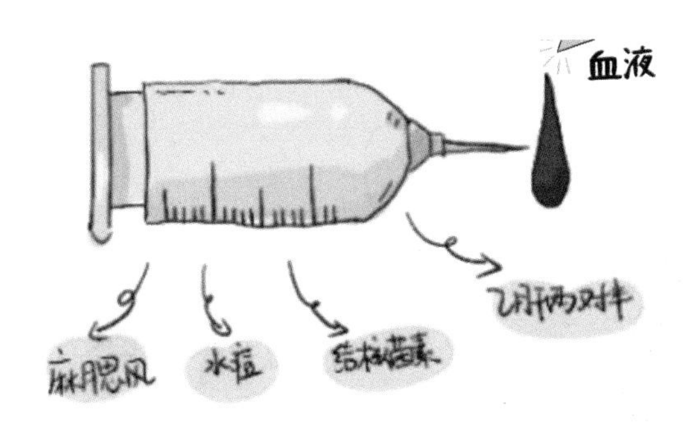


## 二、出国务工，你准备好了吗?

随着“一带一路”倡议的持续推进和中国技术走向国际，国际交流合作日益频繁，我国外派劳务人员需求量也在不断增加，但因劳务工作可能涉及长时间户外工作，对劳务人员的健康状况评估趋向严格，部分劳务人员会因为身体健康原因被解雇或遣返，所以，外派劳务人员出国前体检非常重要！现在，让“小关”为你介绍出国体检需要注意的那些事儿……

我们为什么要做体检？有哪些作用呢？

短期出国劳务，根据《国家质量监督检验检疫总局、商务部关于加强外派劳务人员体检工作的通知》（国质检卫联〔2005〕86 号）的规定：为确保外派劳务人员的体检结果准确可靠，应要求外派劳务人员在出境前 40 天内到当地出入境检验检疫机构所属国际旅行卫生保健中心实施健康体检；外派劳务人员的体检项目与出国一年以上的中国公民的体检项目相同。

体检可以及时发现潜在的疾病，防止传染性疾病的传播，并且观察自身健康情况是否满足相应标准，及时作出治疗和调整。

出国体检该做哪些项目？不同的工作，所做的项目都是一样的吗？

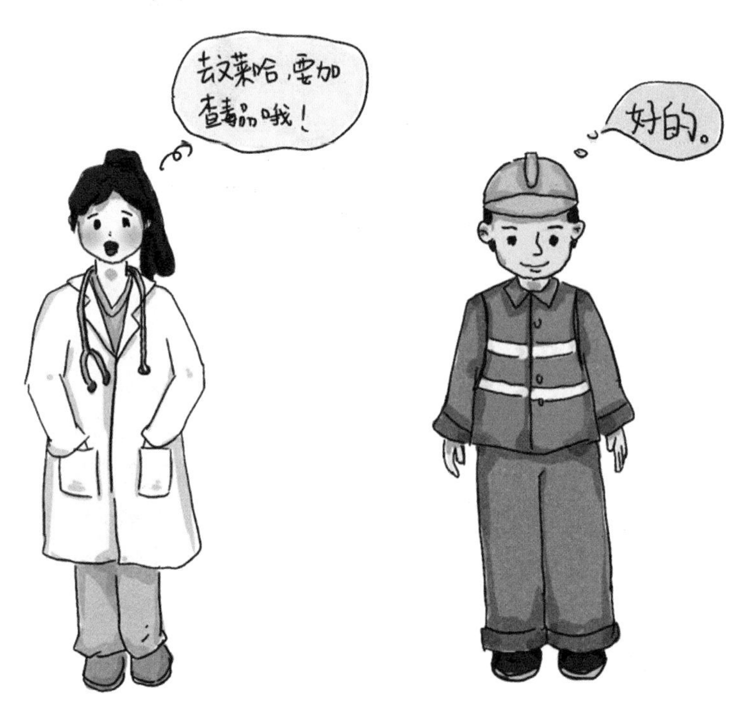


一般出国劳务人员体检项目有五官科检查、内科检查、外科检查、心电图、B 超、胸部 X 线、血液（传染病、肝肾功能、血型等）和尿液检查。如果劳务合同和当地其他体检要求则需另行检查，比如：前往部分国家和地区可能需增加毒品检测，餐饮行业人员需增加粪便常规和志贺菌属检测等。

体检该准备哪些材料？怎么个流程？该注意些什么呢？

别着急，我来为你解答。
体检要准备哪些材料？怎么个流程啊？
???
困惑

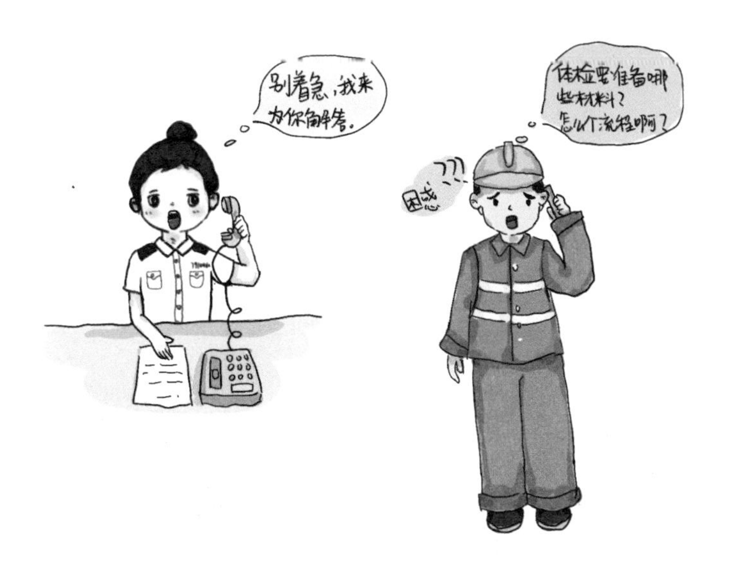

**1. 准备资料**

（1）本人身份证或护照原件。

（2）3张近期免冠2寸白底彩色证件照，去文莱为6张，去俄罗斯为5张，去其他原苏联加盟共和国及需单独艾滋病检测报告的国家为4张。

资料准备清单
1.身份证
2.签证
3.证件照
4.船员证
……

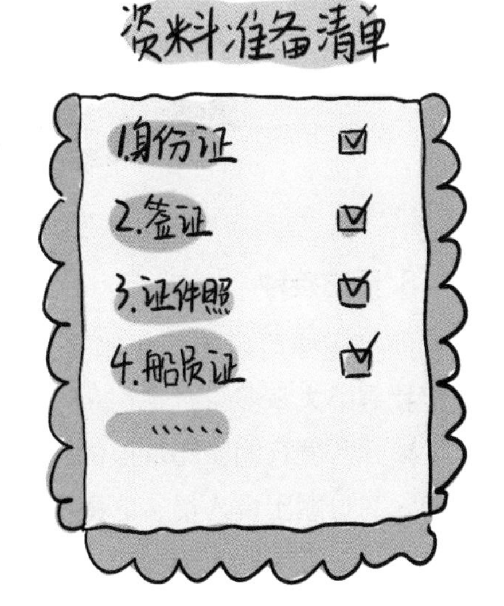

（3）出国工作人员若已办理签证，请携带护照、签证原件及复印件，加盖鲜章的单位证明材料。

（4）出国船员若已办理“海船船员健康证”，请携带原件及复印件、加盖鲜章的本人 1 年内详细体检报告。

（5）国际海员请携带相关国家签证、船员服务簿原件及复印件、加盖鲜章的单位证明材料。

### 2. 进行体检

准备好相关材料，于体检当日早上前往海关下属国际旅行卫生保健中心进行资料登记体检。

别紧张，
放松，我给
你检查检查
医生，我不会有
什么大病吧？

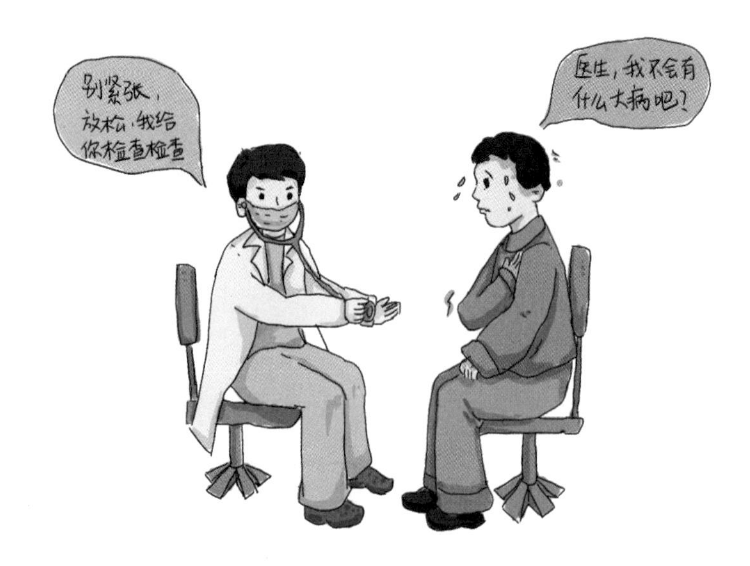

### 3. 预防接种

预防接种可是咱们出国务工人员体检中的重中之重，“小关”我得给大家多讲几句……

根据入境方国家和地区的特殊要求，以及国际疫情，前往部分地区的短期出境人员，必须实施疫苗接种或采取预防措施。按照《国际卫生条例》的规定，前往非洲、南美洲的出境人员，必须在离境前 10 天接受黄热病疫苗接种。下面以前往非洲为例，为你科普出境的常见接种疫苗要求：

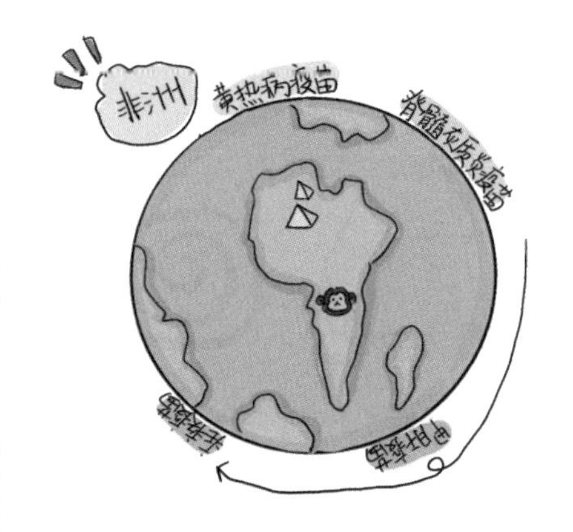


（1）黄热病疫苗：前往非洲大部分国家都需要接种，是一种减毒活疫苗，接种后可以提供长期保护。

（2）脊髓灰质炎疫苗：前往撒哈拉以南非洲地区的一些国家需接种，如尼日利亚、刚果民主共和国。

（3）疟疾疫苗：目前疟疾可以通过服用抗疟疾药物预防疾病。前往疟疾高风险地区，建议提前咨询医生并采取相应预防措施。

（4）甲型肝炎疫苗：前往甲型肝炎高风险地区，建议接种。

除了上述疫苗外，还有其他建议接种疫苗，如破伤风疫苗、霍乱疫苗等，可根据自身情况并咨询医生，制定预防接种方案。

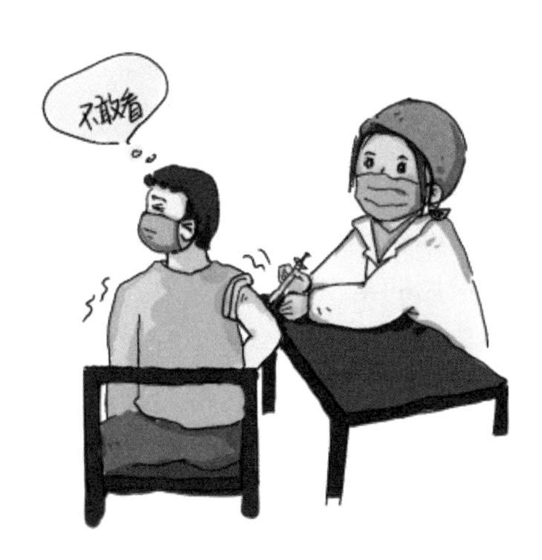

其他防护用品和措施
防蚊帐
驱蚊用品
防晒外套
帽子
勤洗手
忌生食

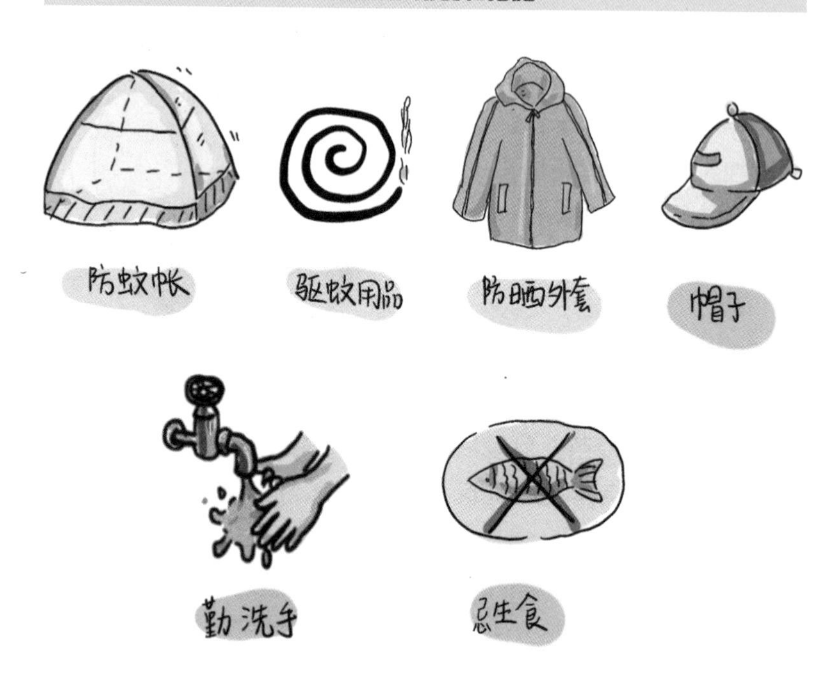

但是接种疫苗并不能 100% 得到保护哦，所以还要做好避免蚊虫叮咬、勤洗手及其他常规预防措施。

#### 4. 证书领取

一般来说，若选择邮寄，同城和省内（除偏远地区外）快递，证书将于体检后的第二个自然日内到达；省内偏远地区和省外快递，证书将于体检后的第四个自然日内到达；特殊检查项目或特殊情况下，证书到达时间将顺延。若选择现场取证，为了保护你的隐私，需本人自取，他人不能代取。

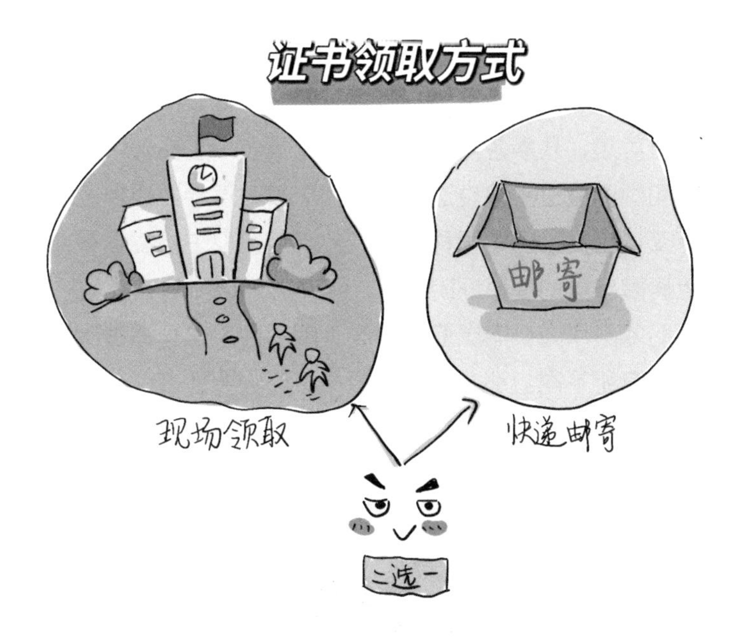


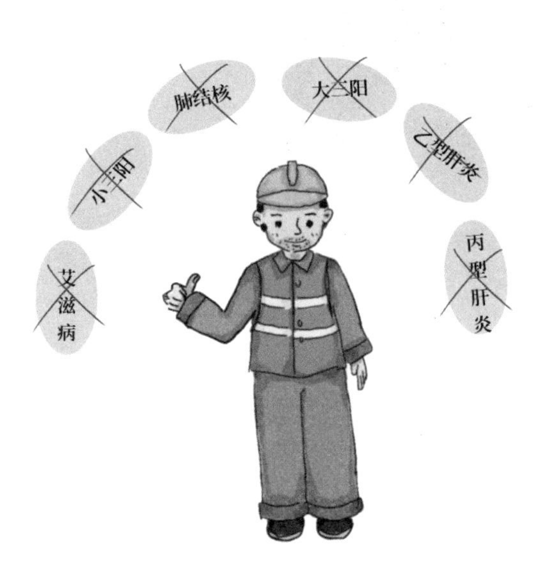


不同工作类别的人群体检要求会不同吗？

对出国劳务人员来说，最重要的是不能有传染性疾病，比如肺结核、艾滋病等；不能有重大脏器疾病，比如肝功能严重受损等。

## 三、海船船员体检

众所周知，从事各行各业的工作都需要“上岗证”，《中华人民共和国国境卫生检疫法实施细则》第一百零二条规定：“国际通行交通工具上的中国籍员工，应当持有卫生检疫机关或者县级以上医院出具的健康证明。”

海船船员作为长期漂泊在海洋上的职业，对身体健康要求与其他职业有所不同。那么，海船船员上岗需要什么证明呢？对身体健康又有什么要求呢？“小关”带你一探究竟。

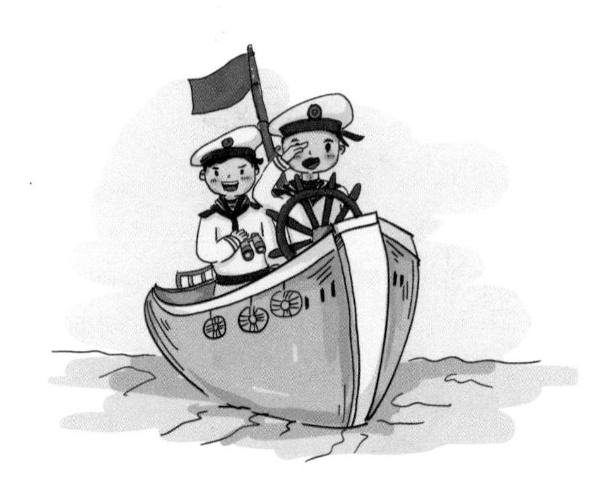

### 1. 什么是海船船员体检？

海船船员是一个特殊职业，长期在海上作业，工作强度大、专业性强、技术要求高，要求从事这项工作的人须有一个相对健康的身体。海船船员的健康是航运安全生产力的保证。海船船员体检是为了保证海船船员的健康，防止疾病传播，维护身体健康和社会稳定而采取的一项必要措施。海船船员体检主要涉及卫生保健、健康检查、传染病防治和其他有关健康问题管理，以及船上医疗服务与护理工作等内容。

### 2. 海船船员为什么要进行体检？

根据《国际海上人命安全公约》的规定，所有海员必须经过体检，取得健康证书才能上岗。对所有参与海上交通活动、有可能危害海上交通安全的人员，应进行健康检查，并采取相应措施保护其人身安全。

海员船员体检可发现：
（一）传染病、慢性疾病和潜在疾病；
（二）可能引起船员不适的其他疾病或疱疹；
（三）影响海员船员的健康因素等。

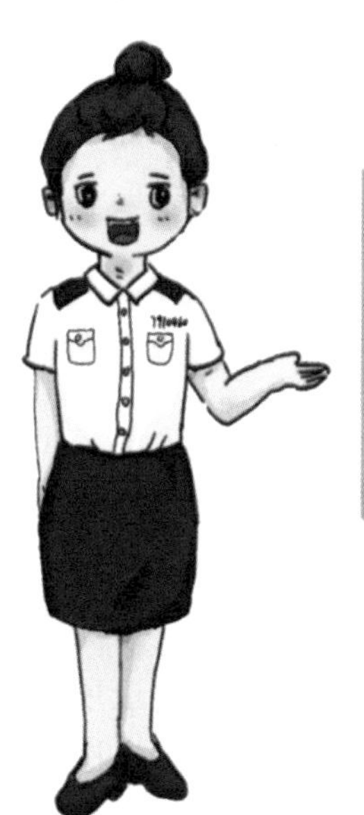

### 3. 海船船员体检是否所有医院都可以进行？

海船船员体检一定要到具备船员体检资质的医院进行。根据《中华人民共和国海船船员健康证书管理办法》（海船员〔2012〕231号）第十八条：“未经中华人民共和国海事局公布的体检机构、主检医师签发的健康证书无效。公布的体检机构的分院、子院从事船员健康证书签发的，应当满足本办法的有关要求，并经中华人民共和国海事局公布。”

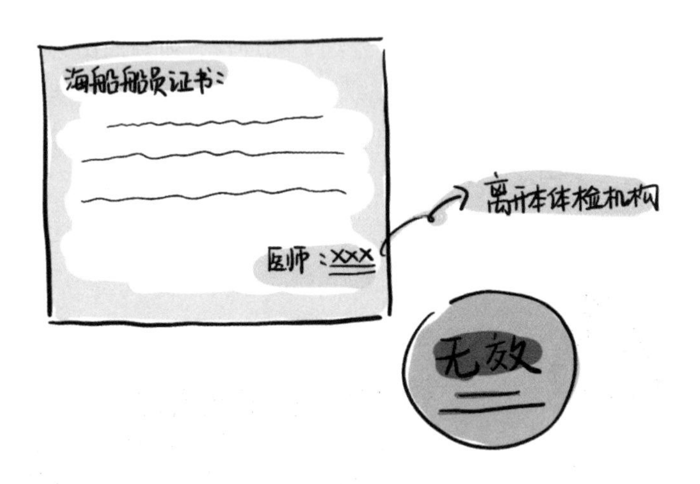


**4. 体检项目包括哪些？**

海船船员健康检查必须按照《船员健康检查要求》（GB 30035—2021）海船船员健康检查表中所列项目进行。内科检查、外科检查、五官科检查、血常规、尿常规、肝功能、血糖、血型、胸部 X 线、心电图、腹部超声为基本检查项目；服务类海船船员还应进行大便细菌培养检查；体检医生根据被检者实际健康检查情况可增加特殊检查项目。泌尿系统超声检查仅限于有症状或小便有隐血者；心脏彩超检查仅限于有症状或病史者。船员声明有职业限制病史的或体检中发现有船员职业限制症状的须进行相应项目检查。

**粪便采集方式及实验室检测方法**

沙门氏菌培养及鉴定
结果：阴性
志贺氏菌培养及鉴定
结果：阴性
粪便常规检查：正常
①采样一定要按照说明书哦！
②及时送检哦！
所采样本

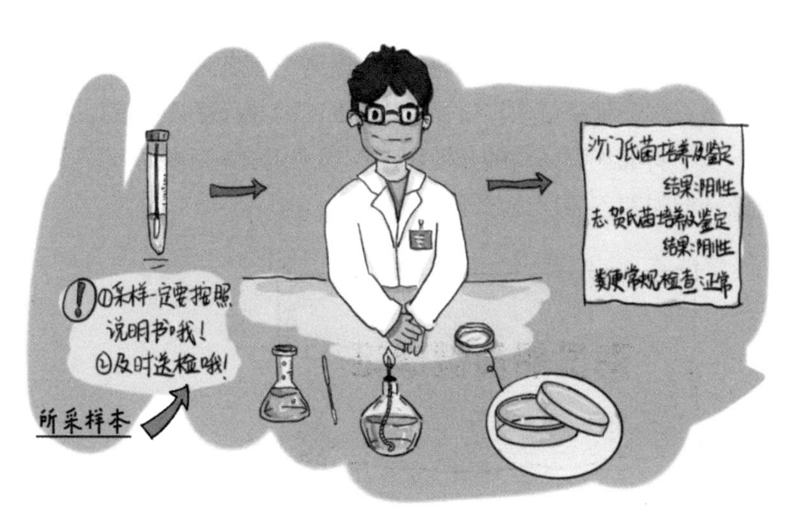

## 5. 关于健康证书

◎证书有效期

一般健康证书的有效期不超过 2 年，申请健康证书的船员年龄小于 18 周岁，健康证书有效期不超过 1 年，有效期截止日期不超过持证人 65 周岁生日。

船员证书有效期
一般不超过2年
持证人不超过65周岁

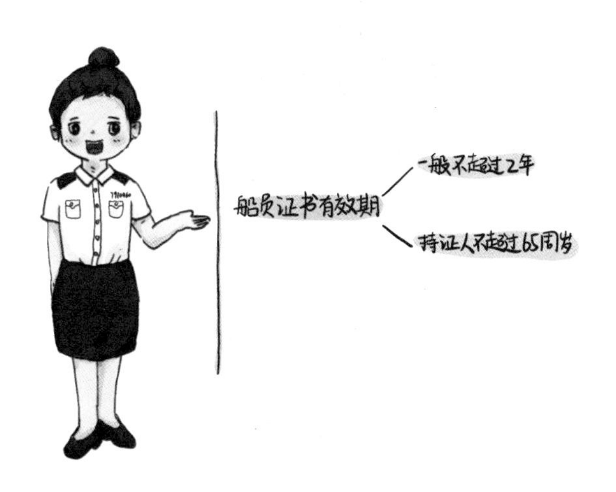

◎航行中健康证书过期了怎么办？

《中华人民共和国海船船员健康证书管理办法》（海船员〔2012〕231号）第九条规定：“健康证书有效期满的，海船船员应重新申请健康证书。健康证书在航行中有效期期满的，在到达下一个有缔约国认可的从业医生的停靠港之前该健康证书仍然有效，但为期不得超过3个月。”

海员船员健康证
已到期，怎么办呢？

◎海船船员即将要上船，持有的船员证却过期了，还可以上船工作吗？

在紧急情况下，海事管理机构可允许持有近日过期的健康证书的海船船员工作至下一个具有缔约国认可从业医生的港口，但许可期限不得超过3个月。

海员船员健康证
咋办呀！船都要开走了！临近效期了，
但还没过期，可以上船吗？

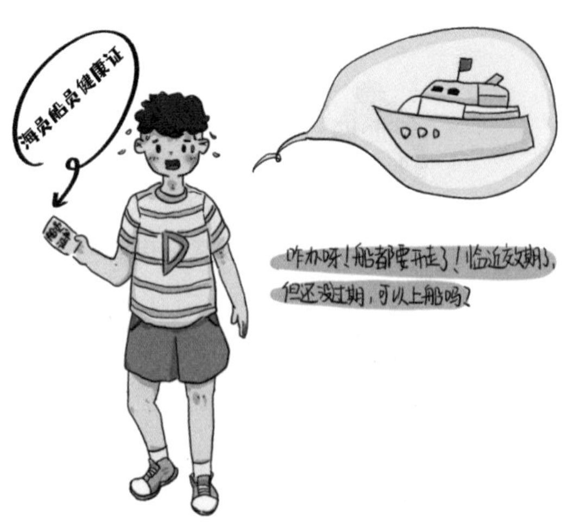

◎海船船员在什么情形下需重新进行职业健康体检?

海船船员存在下列情形之一的，应重新进行职业健康体检:

（1）丧失工作能力超过30天的。

（2）因医疗原因中止船上服务的。

（3）健康状况发生变化影响其履行岗位职责的其他情况。

**6. 海船船员健康证（两年有效期）办理须知**

（1）请通过海关所属国际旅行卫生保健中心微信公众号进行体检预约，预约成功后方可在预约日期当天进行体检。

（2）请完成预检登记。国际航线海船船员需同时办理“国际旅行健康检查证书”（一年有效期）。

（3）为保证体检质量，体检前3天请清淡饮食，不要大量饮酒，保证充足睡眠，抽血前需禁食至少8小时，体检时保持空腹。

（4）单独办理“海船船员健康证”（两年有效期）者，需提供身份证原件和复印件、3张2寸白底免冠彩色证件照。请提前确认任职岗位，材料提交齐备后方可办理。

（5）国际航线海船船员同时办理“海船船员健康证”和“国际旅行健康检查证书”（一年有效期）者，需提供身份证原件和复印件、5张2寸白底免冠彩色证件照、海员证首页复印件和船员服务簿第2～4页复印件。材料提交齐备后方可办理。

（6）国际航线海船船员若已单独办理“海船船员健康证”，后续需办理“国际旅行健康检查证”时，自体检之日起6个月内可凭海船船员健康证首页复印件，船员服务簿第2～4页复印件和2张2寸白底免冠彩色证件照申请，除“国际旅行健康检查证”上项目免费，其他检查项目费用自理，若在其他体检机构单独办理“海船船员健康证”者，可提交材料申请“国际旅行健康检查证”已完成项目免费。若已单独办理“国际旅行健康检查证”者，需办理“海船船员健康证”时，按上述第四条要求准备资料和重新体检。

## 第二节 出境方式与健康关注点

当我们完成了出国前体检及预防接种，在出境过程中，可能要长时间乘坐交通工具，如飞机、火车、轮船等，我们可能会面临哪些健康危害？不同人群出境前需要注意些什么？出行前我们需要做好哪些准备？以下这些功课不能少！

### 一、航海旅行的健康关注点

传染病学专家威廉·沙夫纳曾说：“不管是冠状病毒、诺如病毒，还是流感病毒，邮轮简直是帮助病毒大肆传播的绝佳场所。”

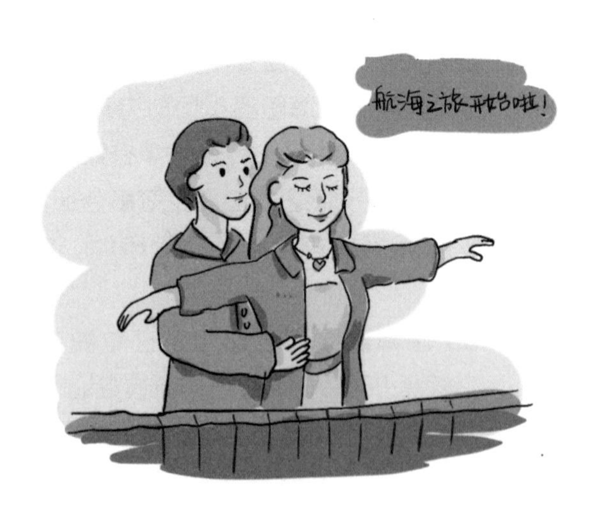


不仅是邮

轮，从12世纪开始，传染病与航海之间便有了“剪不断，理还乱”的“羁绊”。

针对航海旅行有哪些健康关注点呢？请收藏“小关”给你的知识点。

据调查，邮轮航线上的旅行者年龄多为45～50岁，老年旅客约占1/3。长途邮轮通常更吸引老年旅行者，他们可能患有心肺疾病等慢性病。在船上，光顾急诊室的病人超过半数是65岁以上的旅客，常见的健康问题是呼吸道感染、外伤、晕船和胃肠道疾病。

**“小关”建议**

长期远离家门，特别是在海上航行时，需预备充足的常用医药用品。处方药品应置于原始包装或容器内随身携带，并附带医生的用药处方。如果乘邮轮出行需特殊医疗，应在订票之前咨询医生，确保出行安全。

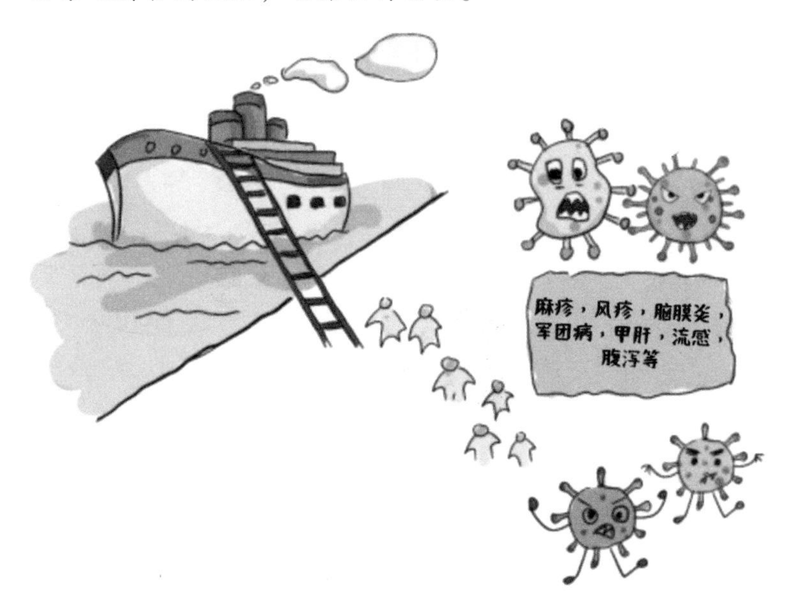

各类病毒也会随人一起登上邮轮，从一个国家到达另一个国家，从一个港口航行至另一个港口。各个国家或港口的卫生标准和感染性疾病暴露风险可能差别较大，导致感染性疾病可能被登轮的旅客和船员带上邮轮。近年来，呼吸道和消化道病毒感染的暴发流行已成为邮轮业的公共卫生挑战。

## （一）传染性疾病

### 1. 胃肠道疾病

大多数监测到的邮轮相关胃肠道疾病的暴发都涉及船上消耗的食物和水。

导致疫情暴发的因素包括：

- 船舱储水受到污染
- 水消毒不达标
- 饮用水被船舶污水污染
- 饮用水储水舱设计不合理
- 食物处理、准备和烹饪不充分以及在厨房里使用海水

邮轮相关疫情中最常见的病原体是诺如病毒。感染后的症状常表现为急发的呕吐和（或）腹泻，可伴发热、腹部绞痛和不适。病毒通过食物或水播散，或者直接人传人；它具有高度传染

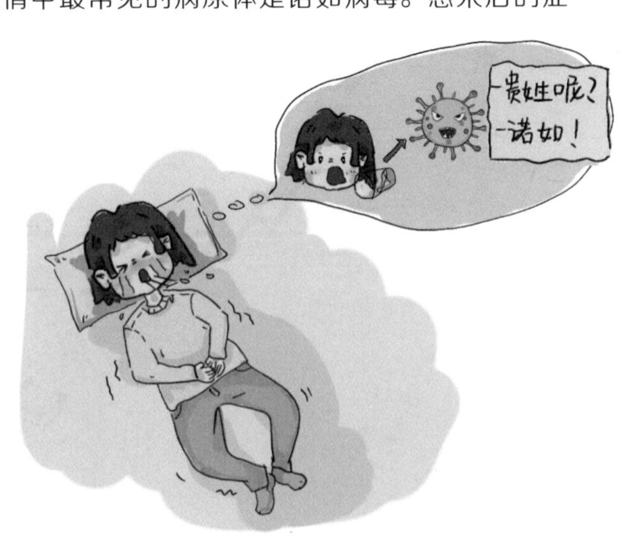

性，当邮轮上暴发疫情时，超过 80%的旅客可能会受感染。

【预防措施】

为了防止或减少诺如病毒导致的胃肠道疾病暴发，许多船舶现在增强了饮食卫生措施并加强船舱表面消毒工作，越来越多的船舶在重点部位配置洗手消毒液并要求旅客和船员使用。有些邮轮公司要求船上医疗中心须将有消化道症状的旅客隔离，直至其症状消失后 24 小时才解除隔离，还有些船舶对无症状的接触者也进行 24 小时隔离。

## 2. 呼吸道感染

呼吸道感染也是邮轮旅客的常见病。来自季节性流感病毒流行地区的旅行者可能会将病毒带入没有季节性流感病毒的地区。服务旅客的船员可能会成为流感病毒感染的宿主并传染给下一航次邮轮上的旅客。

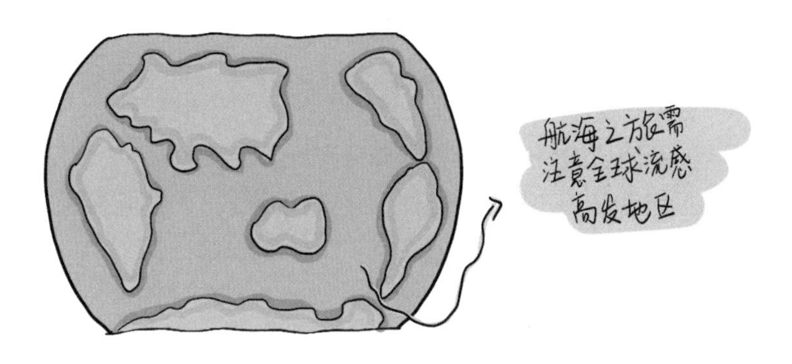


【预防措施】

● 根据自身情况及前往地区，选择接种相关疫苗，比如：流感疫苗、肺炎疫苗等，可以在很大程度上预防呼吸道感染。

● 前往公共场合时，必要情况下，佩戴口罩，避免被传染。

● 多喝水，让鼻黏膜保持湿润，能有效抵抗病毒入侵，有利于体内毒素排出，净化体内环境。

● 增强免疫力，在食物选择上多吃蔬菜水果，补充优质蛋白，尽管身在旅程中也应该适当运动，保证良好作息。

### 3. 军团病

过去 30 年，与船舶相关的军团病事件超过 50 起，涉及 200 多例病人。例如，1994 年在一艘邮轮上暴发的军团病传播到其他 9 艘邮轮上导致 50 多名旅客感染，1 例死亡。该次疫情与船上的旋涡水疗（ SPA ）有关。其他传染源与饮用水供应和在港口逗留期间的暴露有关。

传染源：被污染的空调冷却塔水及冷热水管道系统是最重要的传染源。

传播途径：

（1）气溶胶是军团菌传播、感染的一个重要传播载体。

（2）军团菌的另一个传播载体是原虫。

（3）患者一般不具有传染性，目前尚无人-人之间直接接触传播；军团菌没有粪-口传播途径，同饮食无关。

易感人群：中老年病例较为多见。有慢性肺病病史者、免疫力低下者、器官移植者、建筑工地施工人员、近 2 周内的旅行者以及吸烟者较易感染。

**军团菌传播途径**

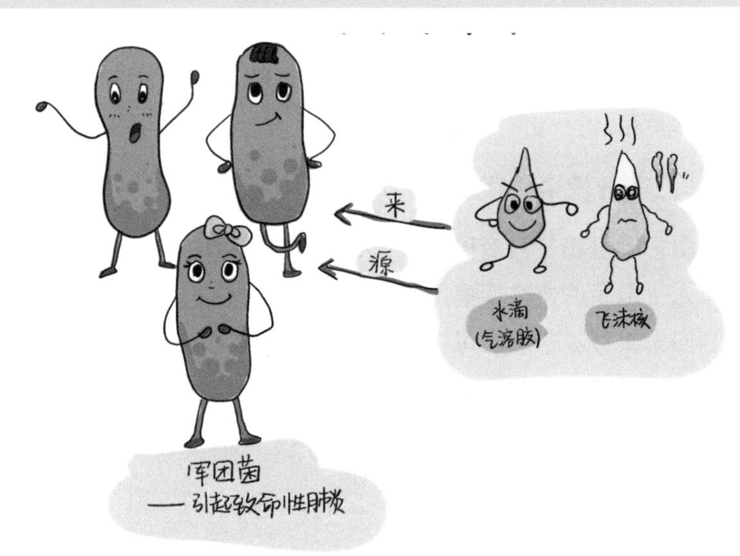


【预防措施】

适当的消毒、过滤和良好的水源储存以及科学设计供排水系统是预防和控制该病的关键。须对空调定期清洗和消毒，以降低发生军团病的风险。此外，注射疫苗也是较好的预防措施。

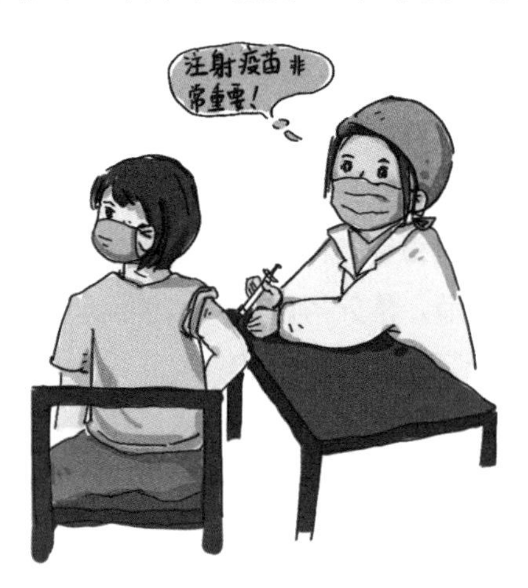

#### 4. 其他传染性疾病

已发生的水痘和风疹疫情凸显了旅行者及时接受常规预防接种的重要性。大型邮轮公司现在都要求他们的海船船员接种水痘和风疹疫苗。

### （二）非传染性疾病

由于温度和气候变化、饮食和活动改变，邮轮旅客（尤其是老年人）原有的慢性疾病可能会恶化。邮轮上最常见的死亡原因是心血管事件。晕船也可发生，尤其是在小型船舶上。

【预防措施】

由于邮轮航行范围大，目的地多变，邮轮旅客和船员患传染性和非传染性疾病的风险难以量化。

邮轮旅行者应做到:
1.咨询登轮前的预防措
2.预防接种很必要

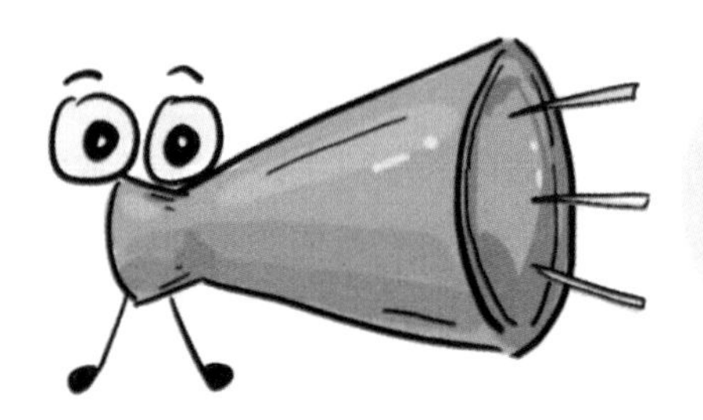

● 提前了解个人健康状况、旅行持续时间、要前往的目的地和沿途停靠港口的疾病流行情况等。

● 根据身体状况和年龄接种常规推荐的疫苗。

● 无论哪个季节，优先考虑预防接种流感疫苗，再考虑提供流感治疗或预防药物处方的必要性。

● 备晕船药，特别是容易晕船的人。

● 出行前检查牙齿，确保口腔健康。

● 购买专门的健康保险，以防行程取消、额外的医疗费用和

（或）必要时的医疗转运。

● 急性疾病发作时不应登轮。

● 携带所有处方药并放于原始包装或容器中，且附带医生的证明。

● 用肥皂和水或含酒精的洗手液洗手。

● 在船上腹泻或高烧时，不要自行服药，应立即报告船上的医疗服务部门。

## 二、影响航空旅行的健康因素

据统计，2023 年夏季，航空业进入了繁忙季，所有航空公司在 7 月和 8 月的计划座位数略高于 10 亿，比 2022 年同期提高了 13%，说明大家都有一颗想去看看世界的心。但是，你知道航空旅行存在的潜在危害对我们健康有什么影响吗？“小关”先带你们飞行一下，了解其中的危害性。

### （一）高空飞行中几种常见的影响健康的因素

#### 1. 客舱低压

飞机客舱是进行了加压的，但在巡航高度，舱内气压低于海平面大气压。低气压导致血液中载氧量减少（缺氧）和胀气，但人们通常能耐受客舱内的这种低气压。

#### 2. 低氧水平和缺氧

客舱空气中含有足够机上人员使用的氧气。但由于客舱气压相对较低，此时血液的载氧量相较在低海平面时减少，对有基础疾病的旅客来说，尤其是患有心肺疾病和血液疾病的旅客，如贫血（特别是镰状细胞贫血）者，对这种低氧水平（缺氧）的耐受性就会较差。

### 3. 气体膨胀

飞机在起飞爬升时，客舱气压下降导致体内气体膨胀。同样，飞机降落着陆时，客舱内压力变大导致气体压缩。这些变化可能对体内气体滞留的部位产生影响。

飞机爬升过程中，由于空气从中耳和鼻窦中外溢，旅客往往会感到耳朵中“啪啪”作响，一般而言，这属于正常现象。飞机下降着陆时，为了平衡压力，空气又流回到中耳和鼻窦中。如果没有空气回流，就会感到耳朵或鼻窦像被塞住了一样，并可致疼痛。

遇到这种情况怎么办呢？吞咽、咀嚼或打哈欠（俗称“清理耳朵”）通常会缓解不适感。一旦发现这些方法不能解决问题，应尽快捏鼻闭口（valsalva 动作）进行一次短促有力的呼气。对于婴幼儿，喂食或给予安抚奶嘴以刺激其吞咽可减轻症状。耳、鼻和鼻窦感染者因内外压力差无法平衡可导致疼痛和损伤，应避免飞行。如必须飞行，在临近起飞时和降落前使用缓解鼻充血的滴鼻液会有所帮助。

同样，飞机爬升时，腹部气体也会膨胀导致不适，但通常较为轻微。某些手术（如腹部手术）和其他治疗或检查（如治疗视网膜脱离）可能会使空气或其他气体进入体腔。近期接受过此类治疗或检查的旅行者应咨询旅行医学医生或其主治医生，以确定何时可空中旅行。

### 4. 客舱湿度下降和脱水

客舱湿度较低，通常在 20% 以下（家居湿度通常超过

30%)。低湿度可能导致皮肤干燥，眼睛、鼻子和嘴巴不适，但不构成健康危害。使用皮肤保湿乳液或盐水鼻喷液可以湿润鼻腔。戴框架眼镜而非隐形眼镜可以减轻或防止眼睛不适。现没有证据显示低湿度会导致体内脱水，因此无须比平常多饮水。然而，由于咖啡因和酒精有利尿作用（可增加尿量），在长途飞行中应减少该类饮料的摄入。

### 5. 臭氧

臭氧是氧气的一种形式，存在于高空大气层中，并可能与新鲜空气一同进入飞机机舱。在老式飞机上，曾发现客舱内的臭氧有时会刺激肺、眼睛和鼻腔组织。

### 6. 晕动病

除非出现严重的颠簸，否则鲜有旅行者出现晕动病，即晕机。

遇到这种情况怎么办呢？晕机者应选择颠簸幅度较小的客舱中部座位，并准备好呕吐袋。在飞行前应就预防用药问题咨询医生，并避免在飞行前 24 小时内和飞行中饮酒。

### 7. 静止久坐、循环问题和深静脉血栓形成

除了上面几种常见的影响健康因素，深静脉血栓（DVT）形成也不容忽视！你知道什么是 DVT 吗？

长时间不动，尤其是久坐不动时，可导致血液在腿部淤积而引发肿胀、僵硬和不适。久坐不动可能导致在深部静脉形成血凝块。乘汽车、火车或飞机长途旅行时，长时间不动可导致 DVT 的发生。大多数 DVT 病例血栓很小，不会出现任何症状。血栓在机体内能逐渐溶解，不会造成长期影响。较大的血栓可能引起腿部肿胀、触痛、酸痛和疼痛等症状。少数情况

下，部分血栓可能脱落，随着血流运行卡在肺部造成肺栓塞，可导致胸痛、气短，严重时甚至可造成猝死。肺栓塞可在腿部血栓形成数小时甚至数天后发生。

旅行中 DVT 的发病风险可伴随其他风险因素而增加，包括：

- 既往 DVT 或肺栓塞病史；
- 家族近亲中有 DVT 或肺栓塞病史；
- 使用雌激素疗法即口服避孕药或激素替代疗法（HRT）；
- 妊娠；
- 癌症；
- 肥胖；
- 某些遗传性凝血异常。

DVT 常见于老年人，也有研究认为吸烟和静脉曲张也可能是风险因素。建议有这些风险因素的人群及时（在登机前 4 小时或更早）向医生或者旅行医学诊所咨询专业的医疗建议。

DVT 预防的注意事项：

● 长途飞行中在客舱来回走动可减少静止不动的时间，但有时较难实现，且飞机突然颠簸可能会导致身体受伤，所以一定要综合考虑其利弊，很多航空公司在飞行过程中建议旅客在座位上适当活动。活动小腿肌肉可刺激循环，缓解不适、疲劳和僵硬，并可减少 DVT 发生的风险。

● 手提行李不应放在限制腿脚活动的地方，衣服要宽松舒适。

● 由于阿司匹林副作用较大且效果不确定，建议旅客不要特意服用该药物来预防旅行中 DVT 的发生。

●DVT 风险极高的旅行者可接受专门治疗，并向医生征求进一步的建议。

除上述影响健康的因素外，还有一个重要的因素可能影响身体健康——传染病！

## （二）航空与传染病

### 1. 航空旅行对传染病的传播影响

境外的传染病并不遥远，航空旅行可以快速连接地球上任意两点，这为传染病迅速传播创造了条件。在航空旅行日益发展的今天，我们离遥远的新发传染病甚至只有一个航班的距离。

### 2. 常见传染病传播途径

（1）呼吸道传播：病原体存在于空气中的飞沫或气溶胶中，易感者吸入时被感染，如肺炎、麻疹、流感等。

（2）消化道传播：病原体污染食物、水源等，易感者于进食时被感染，如伤寒、霍乱等。

（3）接触传播：与病原体污染的体表、水或土壤接触时被感染，或接触感染者体液被感染，如埃博拉病毒病、钩虫病等。

（4）虫媒传播：被病原体感染的吸血节肢动物，如蚊、蜱等，叮咬时会把病原体传给易感者，如蜱虫病、莱姆病等。

### 3. 怎么进行预防

（1）了解目的地疫情信息——如果目的地为传染病流行地区或是国家，最好在疫情完全控制后再前往。

（2）做好旅行防护准备——做好身体检查和相关疫苗接种。

（3）评价自我健康状况——既要保障自我有一定的防护力，也要确保自己不会将已感染的传染病传染给他人。

**4. 出现症状如何处置**

（1）在境外出现症状时：应及时就近就医，避免耽误病情。

（2）在飞行过程中出现症状时：应及时告知乘务人员，并配合采取必要防控措施。

（3）在入境过程中出现症状时：应如实向海关申报，做好流行病学调查、医学排查、采样检测等卫生检疫相关工作。

（4）在入境后出现症状时：应及时就医，并主动告知医生相关旅行史。

### （三）航空旅行的禁忌者

出生不足48小时的婴儿；孕36周（不含）后的孕妇，多胎妊娠为32周；患有心绞痛或休息时胸部疼痛者；传染性疾病活动期者；患潜水后减压病者；出血、创伤或感染导致颅内压增高者；鼻窦或耳朵和鼻感染，尤其是咽鼓管阻塞者；近期发生过心肌梗死和中风者；近期有手术或受伤，导致体内空气或气体潴留，尤其是进行了腹部创伤、眼科手术（含涉及眼球贯通操作的眼科手术）、胃肠道手术、颅面和眼部损伤、脑部手术的人群；患严重的慢性呼吸系统疾病、休息时气喘或气胸未愈者；患镰状细胞贫血者；没有完全控制的精神疾病患者。

# 第三节 特殊人群出境指南与常用药准备

## 一、特别的出境指南，给特殊的你

什么是特殊人群？

特殊人群能出境游吗？

特殊人群出境乘坐飞机需注意什么？

出境前需做哪些准备？

你都了解吗？

特殊人群指在某些方面与一般人群有所不同或存在某些特殊需求的人群，建议这些人群在出境前提前做好相关医学咨询，只有做好出行前准备，才能充分享受出境游的乐趣。

### （一）乘机篇

#### 1. 婴儿

健康的婴儿在出生48小时后即可乘坐飞机，但是最好等到满7日龄后再乘坐。早产儿在器官发育正常并稳定之前，坐飞机旅行应先获得医生许可。

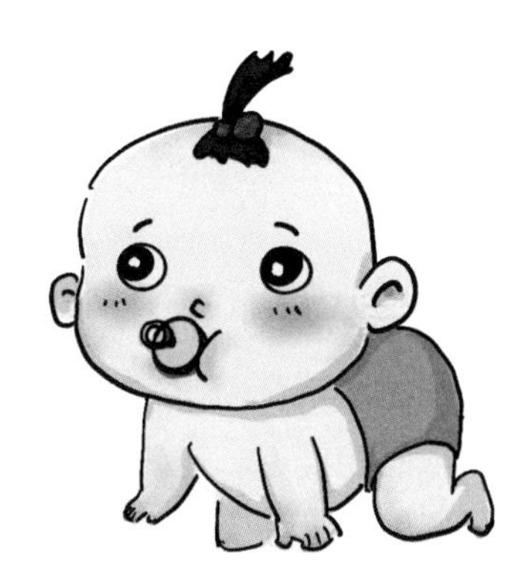

### 2. 孕产妇

正常孕妇旅行乘坐飞机的一般要求：

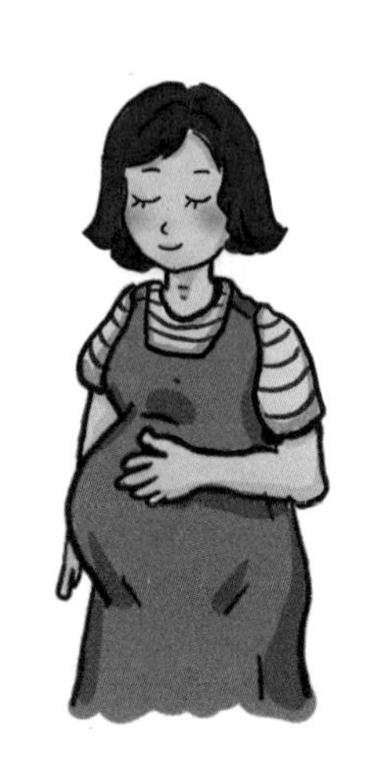

为了孕妇的旅行安全，如果孕期不满36周，需要向航空公司出示在乘机前30天（不含起飞当日）内签发的孕检报告或有医生签名/盖章的真实孕检报告或诊断证明，需要签署航空公司的《风险告知书》。

对于符合以下情况之一的孕产妇，航空公司暂不提供航空运输服务，建议选择其他方式出行：

（1）怀孕满36周（含）的孕妇；

（2）预产期在4周（含）之内的孕妇；

（3）预产期临近但无法确定准确日期，已知为多胎分娩或预计有分娩并发症的孕妇；

（4）产后不足7天者；

（5）有先兆流产反应的孕妇。

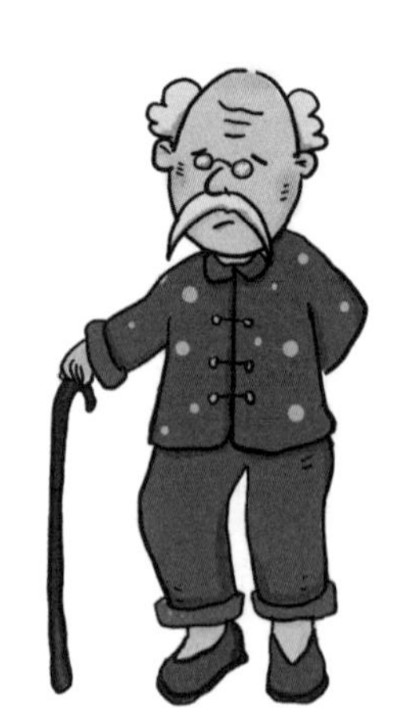

### 3. 老年人

国国民用航空局对于乘客没有年龄限制的规定。在确保身体健康状况下可以适应飞机环境或有慢性疾病但获得医生许可的老年人可进行飞行。但是 80 岁以上老人坐飞机，各航空公司有不同要求。如中国东方航空集团有限公司要求 80 岁以上的老人乘坐飞机，需要一位成年人陪同，还要由当地三级甲等医院出具相关的健康证明。航空公司会根据老人的身体情况有权拒绝登机。

**4. 残疾人士**

身体残疾通常不是旅行禁忌证。但不能自理者，需陪护人员陪伴并提供必要帮助。航空公司针对残疾人士旅行制定了一些规定，可在出行前进行相关咨询。

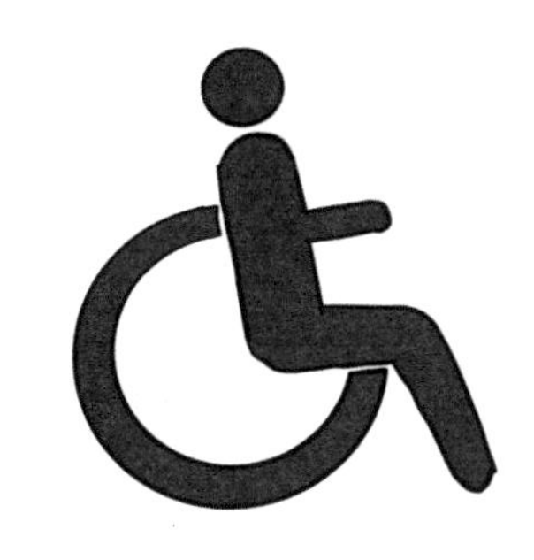

**5. 有基础疾病者**

对大部分有健康问题的人来说，提前采取必要的预防措施是十分必要的，已经患病，如癌症、心肺疾病、贫血和糖尿病，近期接受过手术或住院者，均应在出行前向医生咨询并做好相关准备。

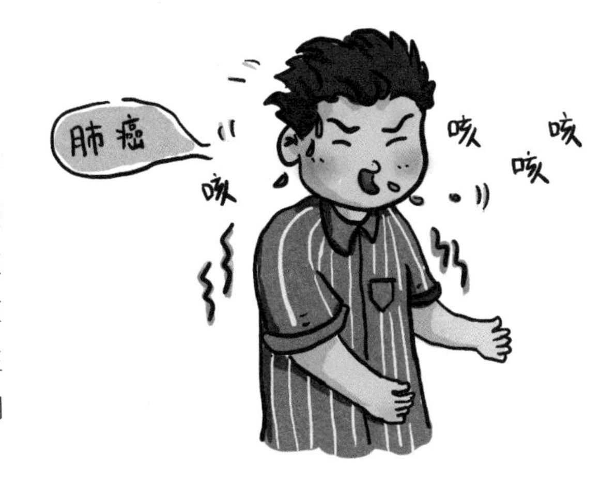

### 6. 其他特殊人群

对于安装了金属设备，如人工关节、心脏起搏器或体内自动除颤器者，在出行前要向医生咨询并携带相关医学证明，在安检时提前向工作人员说明情况。针对烟龄较长、烟瘾较大的乘客，由于飞行途中是实行完全禁烟的，可能会增加其压力、焦虑，所以在出行前可与医生探讨这一问题，或者寻求其他可替代药物、技术缓解以上症状。

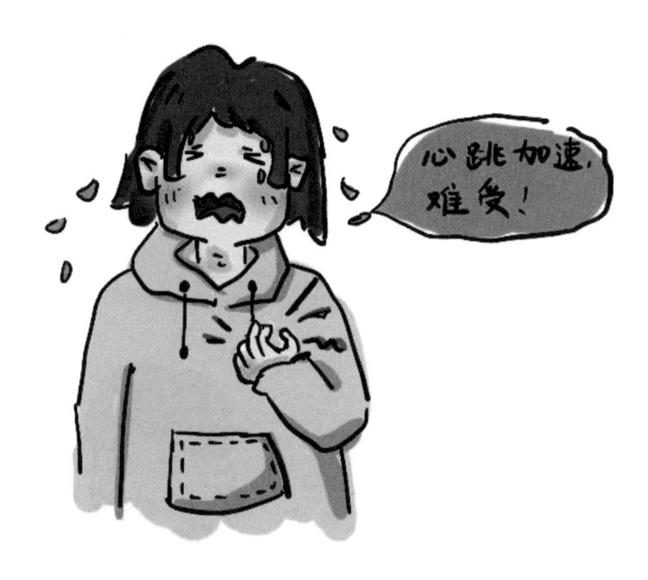


## （二）疫苗篇

### 1. 婴幼儿

并非所有疫苗都适合年龄小的儿童，有些在出生时已接种，如卡介苗和乙型肝炎疫苗；6 周龄之前不能接种白喉 / 破伤风 / 百日咳疫苗；6 月龄以前不能接种流行性乙型脑炎疫苗、黄热病疫苗。

### 2. 孕妇和哺乳期妇女

疫苗能保护妇女本人及胎儿健康，可不能因为怀孕或者哺乳而取消疫苗接种，当然我们得规避接种可能伤害胎儿/婴儿的疫苗。其中麻疹、腮腺炎、风疹、水痘和黄热病等疫苗在妊娠期应避免接种，但是接种风险和收益还是应根据个体情况而定。

### 3. 老年人

老年人因所处时代原因，接种疫苗的种类有限，健康老年人和年轻人出境的疫苗接种原则一致。身体状况较差的老年人建议咨询医生后再进行接种。

### 4. 慢性病患者

癌症、糖尿病、人类免疫缺陷病毒（HIV）感染和接受免疫抑制药物治疗等旅行者，建议不接种麻疹疫苗、口服脊髓灰质炎疫苗、黄热病疫苗、水痘疫苗或卡介苗；有心血管和（或）呼吸系统疾病、免疫功能抑制和糖尿病等旅行者，建议接种流感疫苗，因为这类人群患流感后发生严重并发症的风险很高；功能性脾缺如者，建议除常规疫苗外，考虑接种b型流感嗜血杆菌疫苗、脑膜炎球菌疫苗（C结合疫苗或四价结合疫苗）和肺炎球菌疫苗。

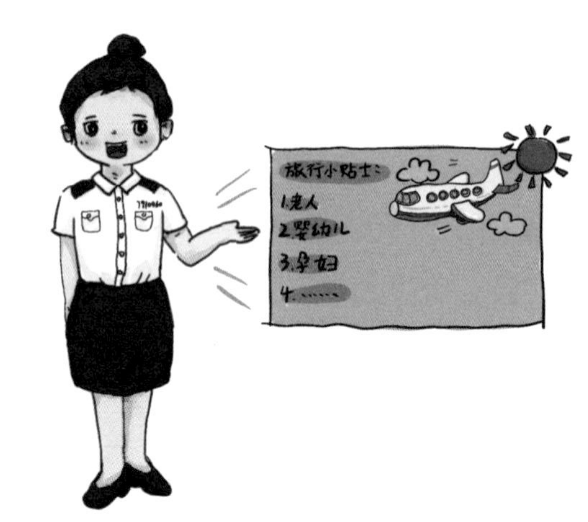


**“小关”温馨提示**

（1）婴幼儿体质偏弱，抵抗力差，出境旅行要做好充足准备，选择卫生条件好，交通便利地区旅行，不宜随成人进行登山、探险等户外运动。注意饮食卫生。

（2）孕妇出行应做好保障以确保自身和胎儿安全，尽可能选择宽松、棉质、舒适类型的衣裤，防滑和弹性较好的运动鞋。不要坐潮湿、寒凉的地上。以短期旅程为宜，劳逸结合。若在旅行途中发生腹痛、阴道出血等现象，应立即就医。

（3）老年人一般体力较差，肠胃弱，饮食要求卫生、不辛辣，食材要煮熟，出行方面要注意备好厚衣物，防止温差较大导致感冒。

（4）慢性病患者，应准备好药物，并按时服用药物，且提前查询目的地医院情况，若在旅途中出现并发症或有不适感，及时告知同行者，必要时前往医院救治。

## 二、有“药”无患——旅行常用药准备

### （一）旅行常用药

我们常说来一场说走就走的旅行，实际上国际旅行需要做很多准备工作。除了证件资料、旅游攻略外，要备哪些药品你知道吗？

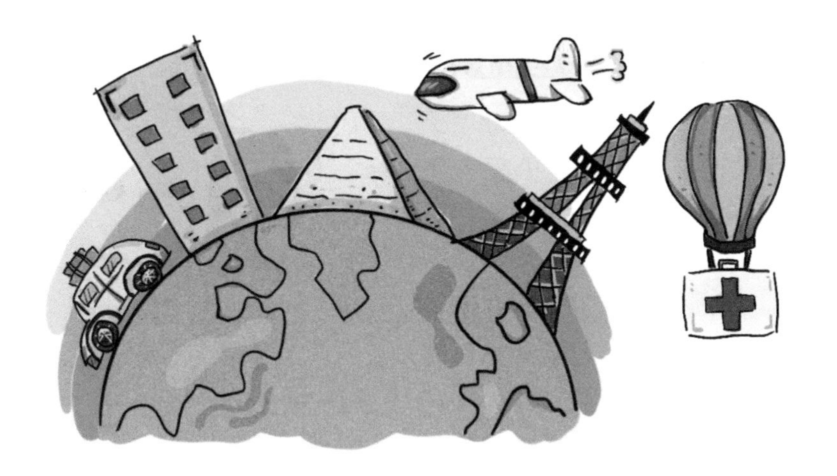

以下是世界卫生组织（WHO）推荐出境旅行“通用保健药盒”，大家可根据自身情况，按照标准物品进行选择。

“通用保健药盒”中的物品

● 急救物品：黏性胶布、抗菌伤口清洗液或碱性肥皂、绷带、剪刀、安全别针、滴眼液（润滑液）、驱虫剂、虫咬治疗药、抗组胺药、治鼻塞药、口服补液盐、一般止痛药（如对乙酰氨基酚）、无菌敷料、体温计、防晒霜、耳塞、镊子、创可贴。

● 根据目的地和个人需求配备的额外物品：旅行前已有基础疾病的治疗用药，止泻药（包括肠道分泌抑制剂、抗动力药、口服补液盐及其使用说明书），治疗旅行者最常见感染（例如旅行者腹泻、皮肤和软组织感染、呼吸道和泌尿道感染等）的抗生素、抗菌软膏、抗真菌粉剂、抗疟疾药，蚊帐和处理织物的杀虫剂（衣服、蚊帐、窗帘），足够的安全套和口服避孕药，无菌注射器和针头，水消毒剂，备用眼镜和（或）备用隐形眼镜及护理液，以及根据目的地和旅行持续时间可能用到的其他用品。

### 1. 感冒药——避免重复用药

旅途中，休息不充足、天气变化冷热无常，免疫力下降，易出现感冒症状，必要时应用药控制。可选用酚麻美敏片、氨酚伪麻美芬片、氨麻美敏片、氨咖黄敏胶囊等感冒药迅速缓解感冒症状，此外维C银翘片等中成药对缓解感冒初期症状也有效。另外，可准备对乙酰氨基酚和布洛芬等退烧药物以备不时之需。

流鼻涕
发烧
浑身疼

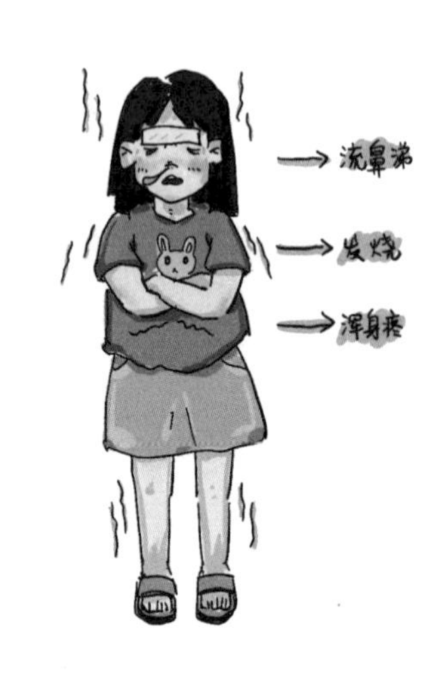

### 2. 晕车药——提前半小时服用

乘车、乘船、乘飞机时因紧张不安、消化系统状况不佳、睡眠差与过度疲劳而出现眩晕、呕吐，可以服用茶苯海明（孕妇禁用），或者将消炎镇痛膏贴于脐眼。上车前半小时使用，旅途时间长者可在3～4小时后追服一次。

说了提前半小时吃药，现在好了吧！舒服了!!!
要了我老命啊！

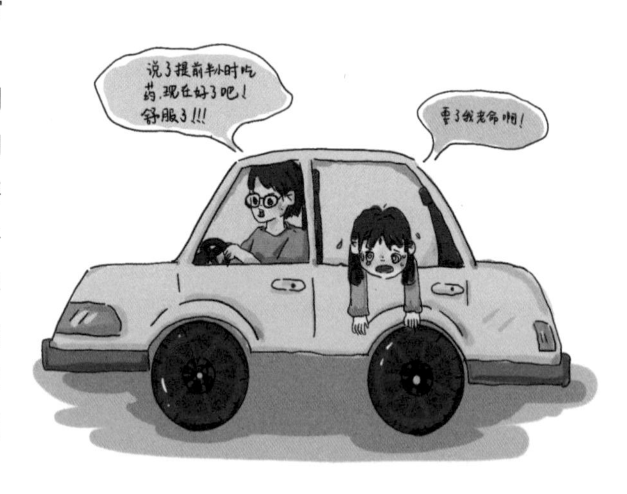

### 3. 肠道感染药——抗生素药物要慎用

外出旅行，水土不服、饮食不当，易出现胃肠道症状，服用补液盐、小檗碱（黄连素）、诺氟沙星配合蒙脱石散剂可以迅速止泻，伴有恶心、呕吐症状时可服用藿香正气丸、保济丸、救必应胶囊等。但是不能盲目使用抗生素，以免增加广谱耐药菌风险，引起体内菌群紊乱。

再也不敢乱吃了!!!

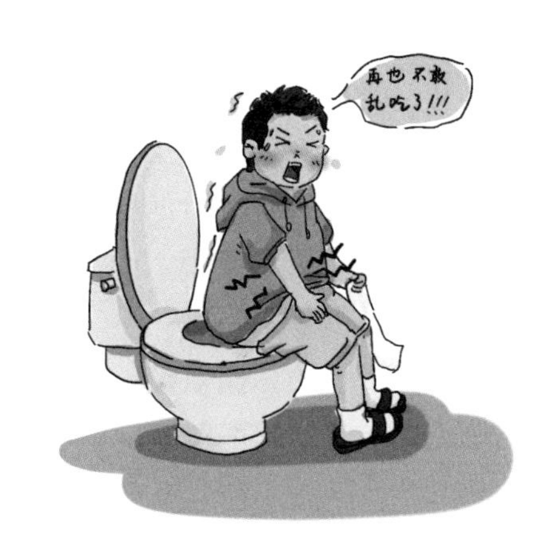

### 4. 消化不良药——勿与抗生素同服

若出现食欲不佳、消化不良的情况，可选择维生素类、益生菌类药物，但是不能与抗生素、抑菌剂等同时服用。

呃呃呃呃！加油呀！
拉不出来！多难受啊！

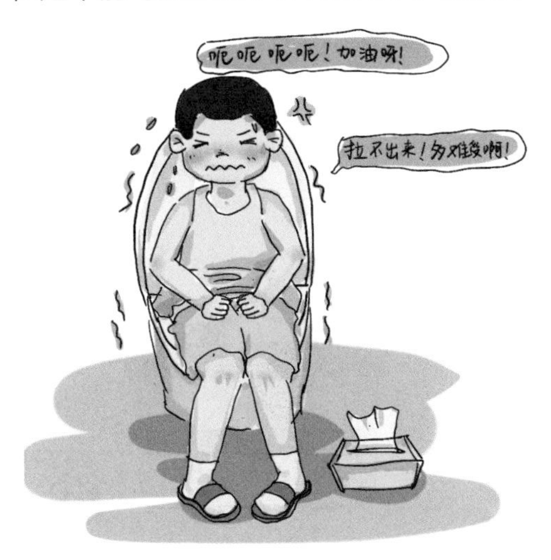

### 5. 抗过敏药——调节情绪后再考虑用药

由于环境变化出现皮肤过敏、起疹子等，可选择消炎止痒膏类的外用药，但是含有激素成分的外用膏剂不宜长期使用。如果外用药物效果不好，可选用抗组胺药，如氯苯那敏、氯雷他定、西替利嗪等。

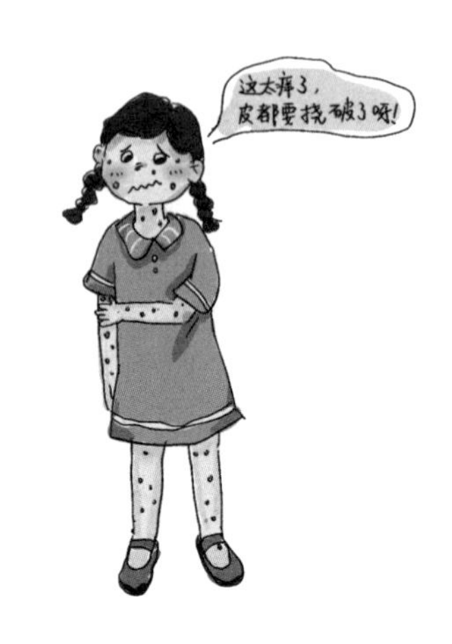


### 6. 急救药物——随身携带能救命

高血压患者除了需携带每日必服药物以外，还应准备硝苯地平；冠心病患者，需准备速效救心丸和硝酸甘油。糖尿病患者应随身携带降糖药，同时可准备葡萄糖水、饼干之类食品以备发生低血糖急用；哮喘患者应备好止喘药等。尤其糖尿病患者携带胰岛素时，应避免反复冷冻、阳光直射和反复震荡，如乘坐长途飞机，应防止飞机上高空中低气温使其冻结失效。

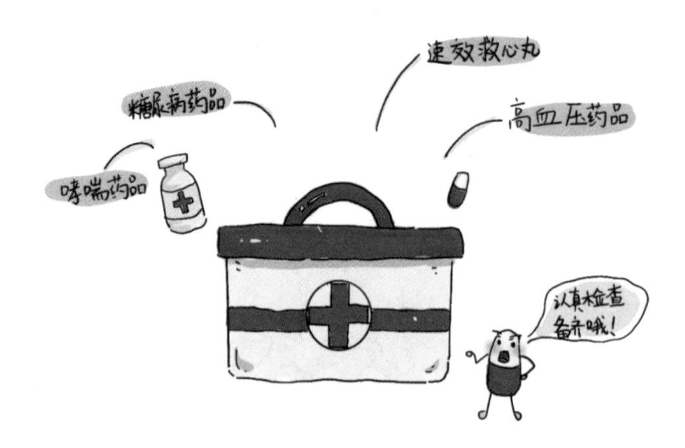

### 7. 外用药——清水冲洗再消毒

创可贴、碘酒、伤湿止痛膏也是必备药。此外，红花油、云南白药可用于外伤或扭伤，风油精、清凉油可以用于蚊虫叮咬。

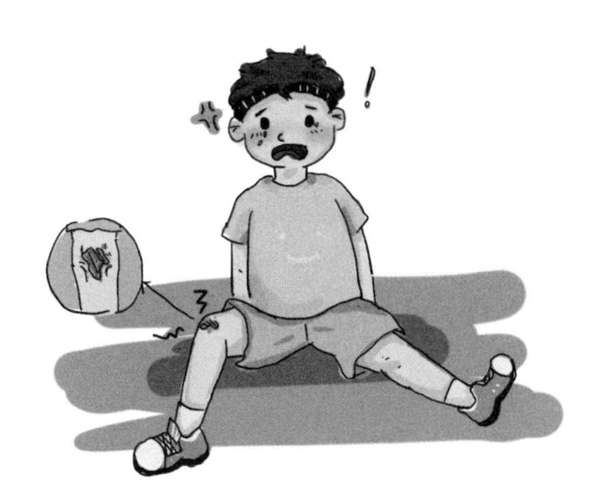

## （二）携带药品注意事项

考虑到国外购买部分药物不方便等因素，很多人会在出国前准备好相关药物，但是很多国家和地区对旅客携带药品入境有严格的限制。准备携带药物出国时，应该注意些什么呢？

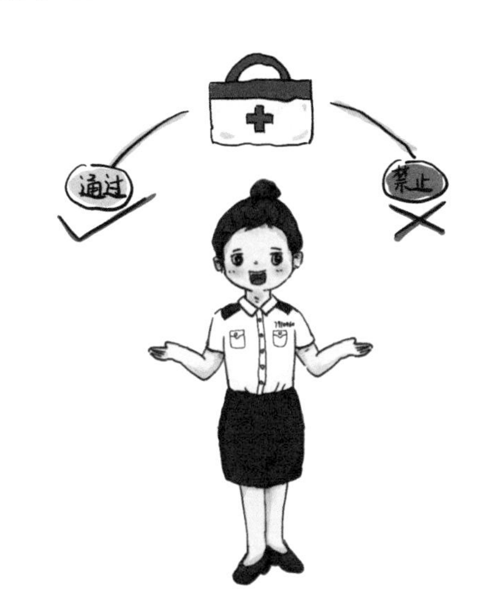

### 1. 注意携带药品要适量

大部分国家和地区会在入境海关对药品进行检查，允许游客随身携带有限数量的药品，但是必须符合相关条件。比如：西药需根据逗留时间计算剂量。如必须大量携带，需出示医生处方，药物剂量应与处方相符合。

### 2. 注意药品标签和药品说明完整性

部分国家和地区在入境检查时，对药物的标识要求尤为严格，需要游客携带药品必须带有原始标签、使用说明书及医生开药处方。

### 3. 注意禁止携带的药物

大部分国家和地区海关都会明确列出受管制的药品，须在出行之前在相应官方处进行查询了解清楚，以免影响出行计划。如果需要携带特殊药物或是含有麻醉剂药品，务必带上医生的处方和必须服用此种药物的证明书。

### 4. 注意预防接种

除了携带常用药品以备不时之需外，预防接种也属于预防药物之一，无论是短期还是长期旅行，都应在出发前到当地卫生保健中心咨询，接种疫苗。比如：前往东南亚、南亚等地区，有必要口服霍乱疫苗，还需携带抗疟疾药物；前往非洲，除了口服霍乱疫苗、带抗疟疾药，还需要接种黄热病疫苗、登革热疫苗；前往澳大利亚、欧美国家等地，需接种麻疹疫苗等。

# 第二章

# 境外篇

JING WAI PIAN

时差、气候、饮食、传染病、人身安全和文化差异等都是在境外可能危害我们健康的因素，那这些因素是怎样影响我们的呢？本章为你展开讲解相关健康知识，预防、解决在异国他乡可能面临的医学问题。

# 第一节　旅行中危害健康的因素

## 一、旅行中危害健康的环境因素

你是否已经准备出发旅行了呢？在旅途中，往往会遇到严峻的环境状况或是环境突然的变化，给旅程带来不佳体验，而且可能会危害健康。本节我们将以“熊猫博士”这一卡通人物形象作为向导，让我们一起来学习了解危害健康的环境因素有哪些，应对措施又有什么呢？

出发！
潜在危险
高山病
紫外线
狂犬病
溺水
食源性疾病
……

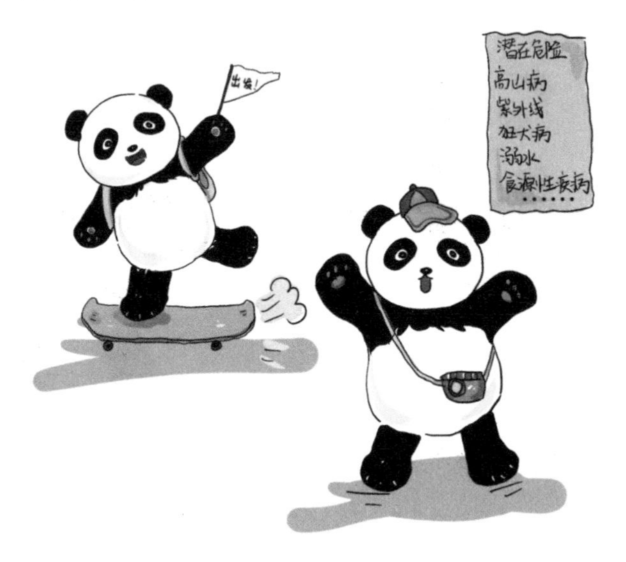

### 1. 高海拔

海拔的增加将导致大气压降低，氧分压也将随之降低，从而导致缺氧。机体对于高度变化导致的强大压力，往往需要几天来适应，而可适应程度也会受到身体条件特别是肺部疾病的限制。适应的关键是通过增加通气以增加肺泡内氧气含量，这一机制在海拔 1 500 m 高度启动。即便已成功适应海拔，做有氧运动依旧困难，并且仍可能会存在睡眠障碍。

其中，高海拔疾病（HAIs）最常见，缺氧超过机体适应能力时就会引起。高山病可在海拔 2 100 m 以上发生，但最常见于海拔 2 750 m 以上地区。高山病的易感性主要与遗传基因相关，但快速爬升和选择较高处就寝往往是促发因素，年龄、性别和身体素质与发病关系不大。

**高山病病情变化**

难受啊！
登高后 1~2 小时
（急性高原反应）
头痛
厌食
恶心
失眠
疲倦困乏
缺氧气，服药
24~48 小时
自然缓解
满血复活
能量值

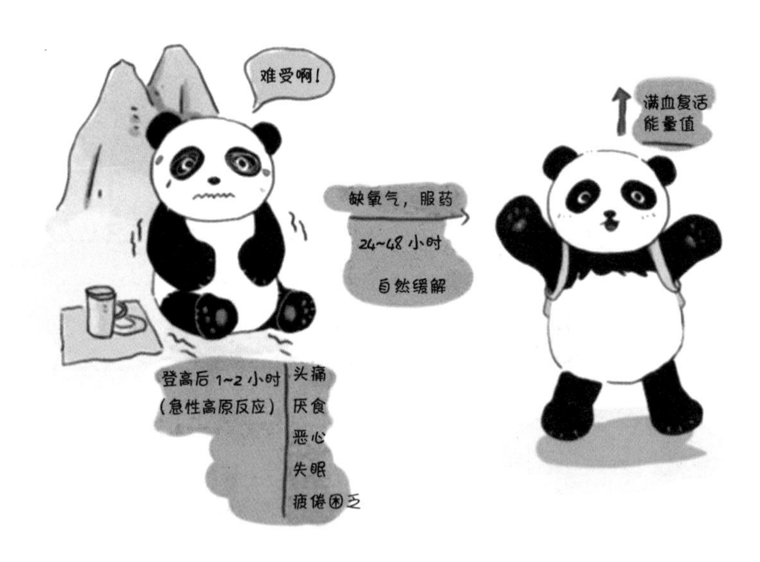

患有以下疾病者不建议前往高海拔地区：不稳定型心绞痛、肺动脉高压、重度慢性阻塞性肺疾病（COPD）和镰状细胞贫血。稳定的冠心病、高血压、糖尿病、哮喘或轻度慢性阻塞性肺疾病的患者、孕妇等，一般均能耐受高原旅行，但可能需要进行

健康状况监测。便携式和固定式供氧装置是大多数高海拔度假胜地的常备设备，通过缓解缺氧压力来消除暴露于高原环境所引起的潜在危险。

尚未适应高海拔的旅行者应注意以下几点：

●应避免一天之内就到达海拔超过2 750 m的高度并在此高度就寝。建议合理安排旅程，应至少在海拔2 000～2 500 m高度停留一夜再上行，以防急性高原反应。

●在到达高原的第一个24小时内，避免过度劳累和饮酒，并应增加饮水量。

●如果必须直接到海拔超过2 750 m的高度休息过夜，则应考虑服用乙酰唑胺进行药物预防，推荐剂量为口服125～250 mg，2次/天，于上高原前24小时和上高原后48小时服用。

●计划在高海拔地区攀登或跋涉的旅行者需要一段时间来适应。

●存在心血管或肺部基础疾病的旅行者，应在出发去往高海拔地区前进行医疗咨询。

在高海拔地区，有下列症状的旅行者应尽早就医：

●高原反应的症状严重或持续时间超过2天。

●进行性呼吸困难伴有咳嗽和疲劳。

●共济失调或精神状态改变。

### 2. 炎热及潮湿

温度和湿度的骤变可能对机体产生危害。暴露于高温可导致机体失水和失去电解质（盐），进而发展成中暑和热射病。除非刻意适当补液，不然干热环境中很容易发生脱水。在食物或饮料中加入些许食盐（除非有个体禁忌）可以预防中暑，在热适应过程中尤其如此。

炎热环境可以导致皮肤刺痒（痱子），足癣（脚气）等皮肤真菌感染也常在炎热潮湿环境下加剧。建议每天用肥皂洗澡，穿着宽松棉质服装，并在敏感的皮肤部位使用爽身粉，可以阻止感染的发生和扩散。

暴露于炎热、干燥、粉尘环境可致呼吸道和眼部的刺激和感染。应避免使用隐形眼镜以防眼部疾患。

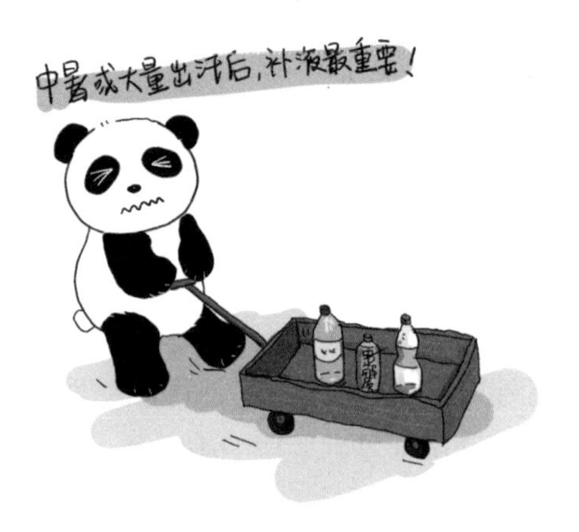


### 3. 紫外线

1）紫外线所致危害

●暴露于紫外线，特别是中波紫外线（UVB），可以发生严重的可致皮肤衰老及晒伤，尤其是浅肤色人群。

●眼部暴露可导致急性角膜炎（“雪盲症”），长期损害可致白内障。

●暴露于日光可能导致日光性皮炎。

●由 UVB 所致的皮肤癌变（多种皮肤癌和黑色素瘤）。

●长波紫外线（UVA）比 UVB 更具有穿透力，可达皮肤深层并加速皮肤老化。

●许多药物可导致皮肤不良反应，有光敏反应进而产生光毒性或光敏性皮炎。

●阳光暴露有可能抑制免疫系统，增加感染风险，降低预防接种效果。

【预防措施】

●避免在紫外线最强烈的中午时段暴露于日光中。

●做好物理防晒（穿着长袖衣物、佩戴墨镜和宽边太阳帽等）。

●对没有衣物保护的暴露部位使用防晒霜，并经常重复涂抹。

●儿童和婴儿应格外注意防护。

●妇女妊娠期间应避免日光暴露。

●在水上、水里和雪地里应采取措施，避免过度的日光暴露。

●核实所服用的药物不会影响机体对紫外线的敏感度。

●如果既往曾发生过皮肤不良反应，应避免日光暴露并避免使用任何可引起该不良反应的产品。

**紫外线变化特点**

### 4. 食源性和水源性健康风险

疾病主要是通过食用被污染的食物或饮料而传播。许多重要的感染性疾病（例如：弯曲杆菌病、霍乱、隐孢子虫病、环孢子虫病、贾第虫病、甲型病毒性肝炎、戊型病毒性肝炎、李斯特菌病、沙门菌病、志贺菌病、伤寒）就是由污染的水和食物传播。

预防措施：在旅行过程中，应注意所有食物、饮料和饮用水的卫生，并避免接触受污染的休闲娱乐用水。

### 5. 旅行者腹泻

旅行者腹泻是一种与受污染的食物或水相关的临床综合征，发生于旅程中或旅行后的短期内。腹泻可伴随恶心、呕吐、腹痛和发热。多种细菌、病毒和寄生虫均可导致旅行者腹泻，其中细菌是最常见的致病因素。

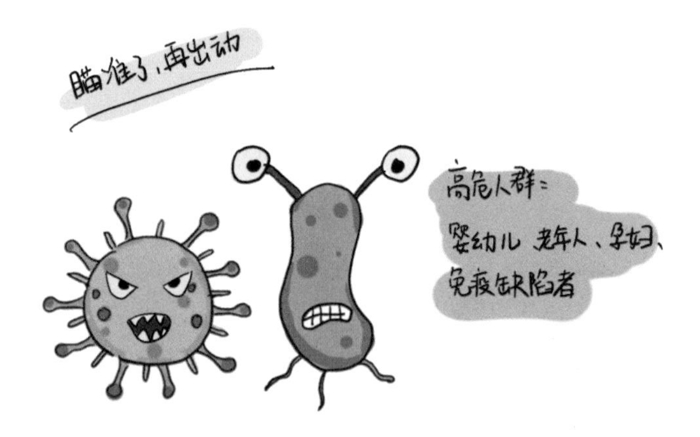


【治疗措施】

大多数腹泻都是自限性的，一般几天内可康复，重要的是在腹泻过程中要防止脱水，尤其是儿童。一旦发生腹泻，应饮用安全的水（例如瓶装水、煮沸过的水或者消毒过的水）保持液体摄人。不应中断母乳喂养。如果持续出现中度至重度的腹泻，应使用口服补液盐（ORS）溶液，尤其是老人和儿童。

如果腹泻导致严重脱水或经验性治疗持续3天依然无效，尤其是腹泻间隔时间很短且大便呈水样，或伴随血便，或反复呕吐，或发热，此时应及时就医。

如果出现严重症状，提示所患疾病非旅行者腹泻，应尽快就医。

### 6. 娱乐水域

前往沿海水域、湖泊和河流进行锻炼或休闲活动均对健康有益，然而也存在一些与娱乐水域相关的健康危害，主要如下：

1）溺水和意外伤害

- 滑倒、绊倒、坠落后溺水。
- 儿童缺少成人看护，易发生溺水。
- 涉水、钓鱼的人也有溺水的危险。

2）生理性因素

- 骤冷，引发昏迷和死亡。
- 骤热，引发抽筋和心脏停搏。
- 突然暴露于高热和紫外线的中暑、晒伤和热射病。
- 长期暴露于日光下（皮肤癌、白内障）。

3）感染

- 吞入、吸入或接触致病性细菌、真菌、寄生虫或病毒。
- 被蚊子或其他病媒昆虫叮咬。

4）中毒

- 吞入、吸入或接触化学污染的水，包括漂浮油膜。
- 有毒生物的叮咬。
- 吞入、吸入或接触有毒水华现象生物（水华在海洋中称为

“赤潮”，指某些浮游生物、原生动物或细菌暴发性增殖或高度聚集而引起水体变色等现象）。

### 7. 寒冷暴露：浸泡性低温

落水后的主要死因是寒冷而非溺水。一旦体温下降达到低体温状态，可出现意识模糊进而意识丧失，使头部自然没入水中导致溺亡。如果穿着救生衣，可使落水者头部露出水面，虽可免于溺亡，但随之而来的低体温性心脏停搏可导致死亡。所以保暖的穿着与救生衣一样重要，这样可显著延长生存时间。儿童特别是男孩，比成人脂肪少，在凉水或冷水中体温散失更快，应特别注意。

【预防措施】

●出海游玩乘坐小艇时应始终穿着救生衣或佩戴其他浮水设备。

●饮酒后切勿进行长距离游泳、划船及其他运动量大且长时间的水上运动。

●切忌在进行溜冰和钓鱼等冬季水上运动时全身浸入水中。

**熊猫博士科普小课堂**

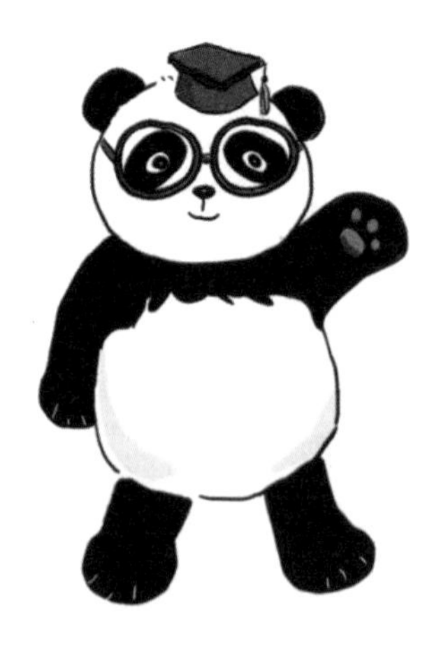

Q：浸泡所致的低体温患者怎么办？

A：尽快治疗使其体温恢复比其他任何后续措施都重要。

最有效的措施：热水浴。

对于溺水后出现心脏停搏和呼吸停止的患者，应立即给予胸外心脏按压和人工呼吸。对于心脏没有停搏的患者不应施用胸外心脏按压。所有发生呛水的患者，都应送入医院筛查是否存在肺部并发症。

### 8. 感染

在沿海水域，吞入、吸（呛）入或接触病原微生物可导致感染，这些微生物可以自然存在，也可能由用水的人或动物带入，甚至可能是粪便污染所致。常见的有腹泻性疾病、急性呼吸系统疾病和耳部感染。

【预防措施】

●在所有的娱乐水域均应遵守安全行为准则、遵守所有公布的规定。

●在娱乐水域或附近活动时、活动前或活动时不饮酒。

●对在娱乐水域活动的儿童，监护人员须在其身旁持续监护。

●在水疗和桑拿时应避免高温，尤其是有基础疾病的患者、孕妇和儿童。

●避免接触疫水和不洁的沙或土壤。

●对珊瑚剐蹭伤及时进行消毒处理。

●避免吞咽任何娱乐水域的水。

●征询当地人关于应对潜在的危险水生动物的建议。

●在海滩、河岸及泥泞滩涂上行走时须始终穿鞋。

### 9. 动物

1）哺乳动物

非家养动物习惯于躲避人类，在没有受到激惹的情况下多数不会主动攻击人类。前往森林或是无人居住地，野生动物的攻击应尤为注意，特别在保护幼崽期间，在哺乳动物未受激惹的情况下也会有攻击行为。动物撕咬既可造成严重创伤，也可传播疾病。

咬伤后如何处理：
立即用消毒剂，肥皂，洗涤剂或清水
对伤口进行彻底清洗
推荐接种破伤风类毒素疫苗.

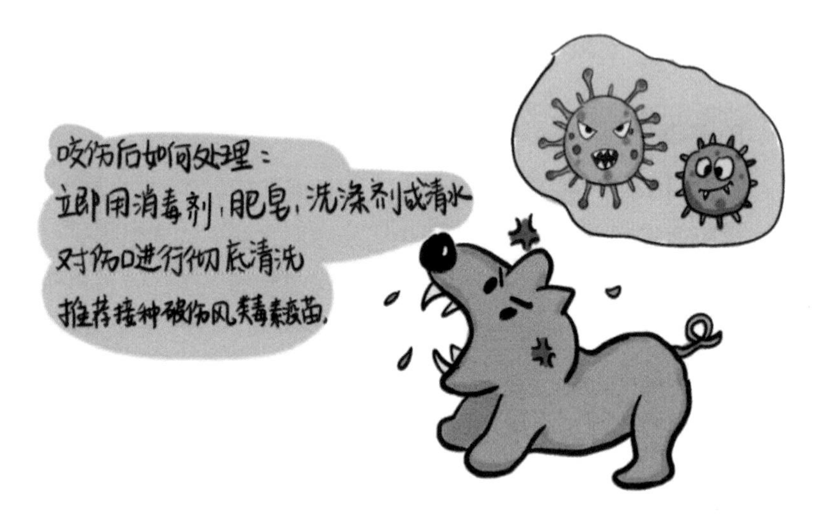

【预防措施】

●前往狂犬病多发的地区，避免直接接触家养动物，避免接触所有野生的和捕获的动物。

●避免所有惊吓、恐吓或威胁动物的行为。

●确保孩子不靠近、不触摸、不激惹任何动物。

●不幸被动物咬伤后，须立即用清水、消毒剂或肥皂彻底清洗伤口并就医。

●如果预计行程中存在狂犬病暴露的重大风险，应在出发前接受医疗咨询。

对于携带动物出行的旅行者，应该意识到犬类（在有些国家还包括猫类）必须接种过狂犬病疫苗才能顺利出入境。许多非狂犬病流行国家还有一些附加要求。在带动物出国之前，应了解目的国及过境国的相关管理规定。

2）毒蛇、蝎子和蜘蛛

前往热带、亚热带和沙漠地区，应意识到毒蛇、蝎子和蜘蛛存在的可能性。应征询当地人关于应对旅行地此类风险的建议。大多数有毒物种通常在夜间更活跃。

被毒蛇、蝎子和蜘蛛咬伤属于医疗急症，须紧急处置，应将患者尽快转送至最近的医疗机构。

【预防措施】

●可询问当地人本地可能存在的各种毒蛇、蝎子和蜘蛛的情况。

●前往可能存在毒蛇、蝎子和蜘蛛的地方避免赤脚或穿裸露脚趾的凉鞋行走，应穿靴子或单鞋和长裤。

●避免手或脚伸入可能藏有毒蛇、蝎子或蜘蛛的地方。

●夜间外出须格外谨慎。

●在穿衣和穿鞋之前，检查是否有潜伏的毒蛇、蝎子或蜘蛛睡在衣物和鞋子里。

3）水生动物

游泳者和潜水者可能被某些水生动物咬伤，包括康吉鳗、水虎鱼、海豹和鲨鱼。它们也可能被有毒的刺胞水母、火珊瑚、海葵、黄貂鱼、梭鱼、蝎子鱼、石鱼和其他水生生物所刺伤。许多热带国家（包括澳大利亚北部的热带地区），在河流和河口处栖息的鳄鱼会袭击人类，造成严重甚至致命的伤害。

水生生物造成危险及伤害的原因：

●洗澡或涉水时接触有毒生物。

●踩踏有毒刺的动物。

●海滩探寻时，捡拾有毒生物。

●游泳或在水边时侵入大型动物领地。

●在大型动物的捕食水域游泳。

●干扰或激惹危险的水生动物。

【预防措施】

●询问当地人活动区域内是否存在危险水生动物。

●避免激发肉食动物的攻击行为。

●在海滩或水边行走时穿鞋子。

●避免接触水中的活水母和海滩上的死水母。

●无论何时都应避免在鳄鱼出没的水域散步、涉水或游泳。

●被有毒动物咬伤或叮咬后应寻求医疗指导。

### 10. 肠道寄生虫

旅行者在旅途中，尤其是前往热带和亚热带国家和地区时，可能面临感染多种肠道寄生虫（蠕虫）的风险。某些地区卫生标准低，有人畜粪便污染土壤、水和食物的情况，人在接触被污染的地方后可能感染寄生虫。一般情况下，旅程结束一段时间之后，临床症状可能会逐渐明显。由于症状与旅行目的地的相关性可能不明显，易致诊断延迟甚至误诊。

以下是可能接触到的主要肠道寄生蠕虫。

1）钩虫

人类和犬类钩虫，特别是板口线虫属和钩口线虫属，均可能对旅行者造成危害，尤其是在土壤被人类或犬类粪便污染的地方，幼虫可穿透人类皮肤造成感染。

2）绦虫

感染牛带绦虫是由于进食生的或未经煮熟的含有寄生虫幼虫的牛肉。同样，进食生的或未经煮熟的猪肉可感染猪肉绦虫。

3）蛔虫和鞭虫

肠道寄生虫似蚓蛔线虫和毛首鞭形线虫可通过土壤传播。含有寄生虫卵的土壤可能污染水果和蔬菜等食物，在未彻底清洗的情况下进食这些食物就可导致食用者被感染。徒手处理被疫土污染的食品，或用手接触被污染的水都可能造成感染。

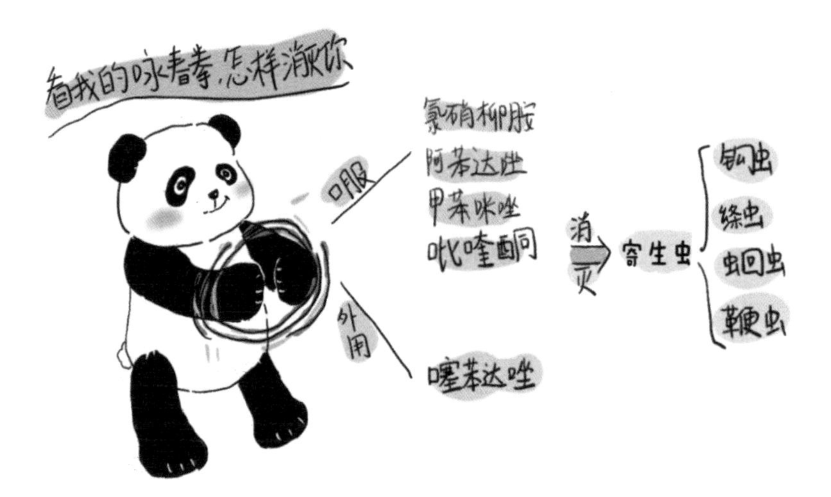


## 二、如何保障饮食、饮水卫生及避免昆虫叮咬

### 1. 如何避免不安全食品及饮料

●避免进食已在室温或常温下放置了数小时的食物，如未加盖的自助餐厅食品、街头和海边摊贩食品。

●避免进食未煮熟的食物；避免进食表皮受损的水果。

●除非确认制冰用水是安全的，否则避免进食冰块。

●避免进食含有生的或未煮熟蛋类的菜肴。

●避免进食来源不可靠的冰淇淋，如街头小贩卖的冰淇淋。

●避免使用不安全的水刷牙。

●在可能存在生物毒素鱼类和贝类的国家，谨慎食用青口（贻贝）、蛤蜊、扇贝等。

●未经巴氏消毒的（生的）牛奶须煮沸后进食。

●加工食物或进食前，用肥皂和水彻底洗手。

●如果怀疑饮用水的安全性可煮沸后饮用；如果没有条件煮沸，可用经过认证的且维护良好的过滤器处理和（或）用消毒剂处理。

●如果制造商提供的瓶装水或软包装冷饮封装完好无损，通常是安全的。

● 60℃以上的饮料及彻底煮熟的食物通常是安全的。

### 2. 如何处理质量可疑的水

可采用煮沸、使用净水器过滤等方法处理质量可疑的水。

水净化的三种方法
1升水中加入2滴
氯酸钠（漂白剂）
或5滴碘酒
水煮沸3分钟
加消毒剂
净水器

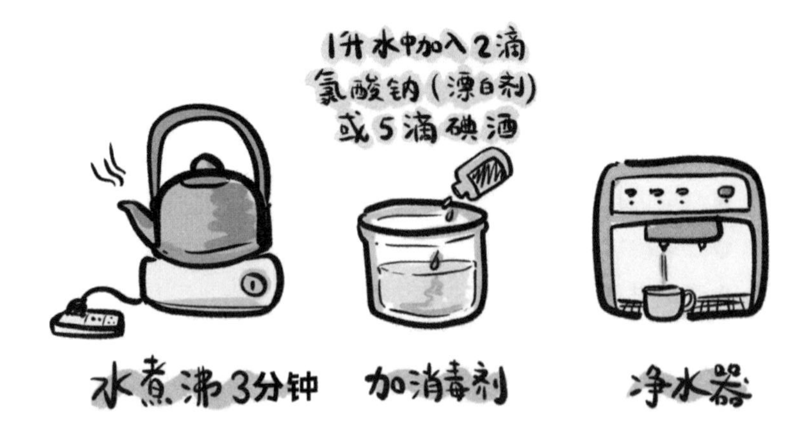

### 3. 媒介防护

可采用驱虫剂、蚊帐、蚊香等用品避免昆虫叮咬。

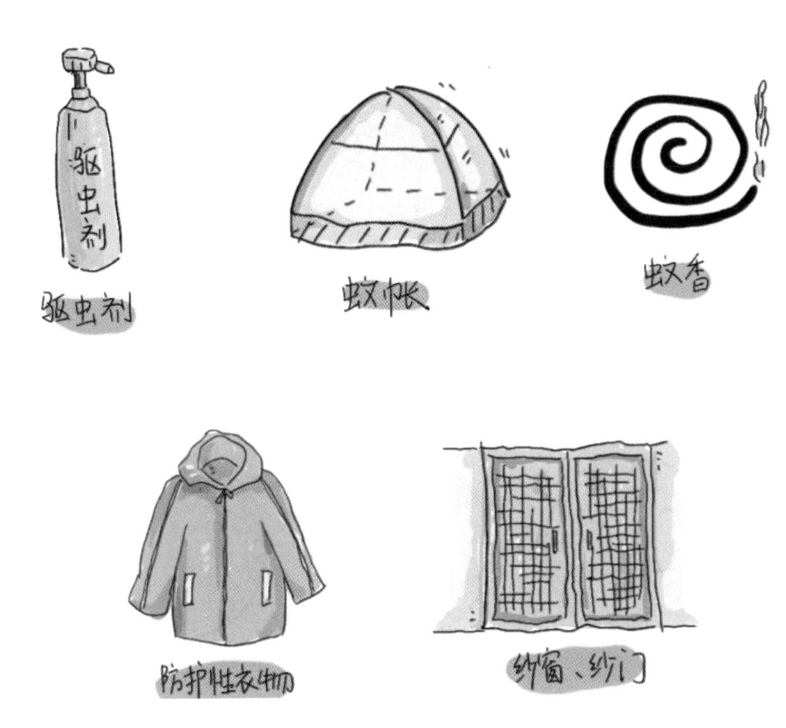


## 三、时差大战，让我带你打败它

别人玩着你困了，别人睡觉你醒着，说的是不是跨时区旅游的你。

美食、美景都只能暂时放一边，先倒倒时差。那倒时差难题怎么攻破呢？

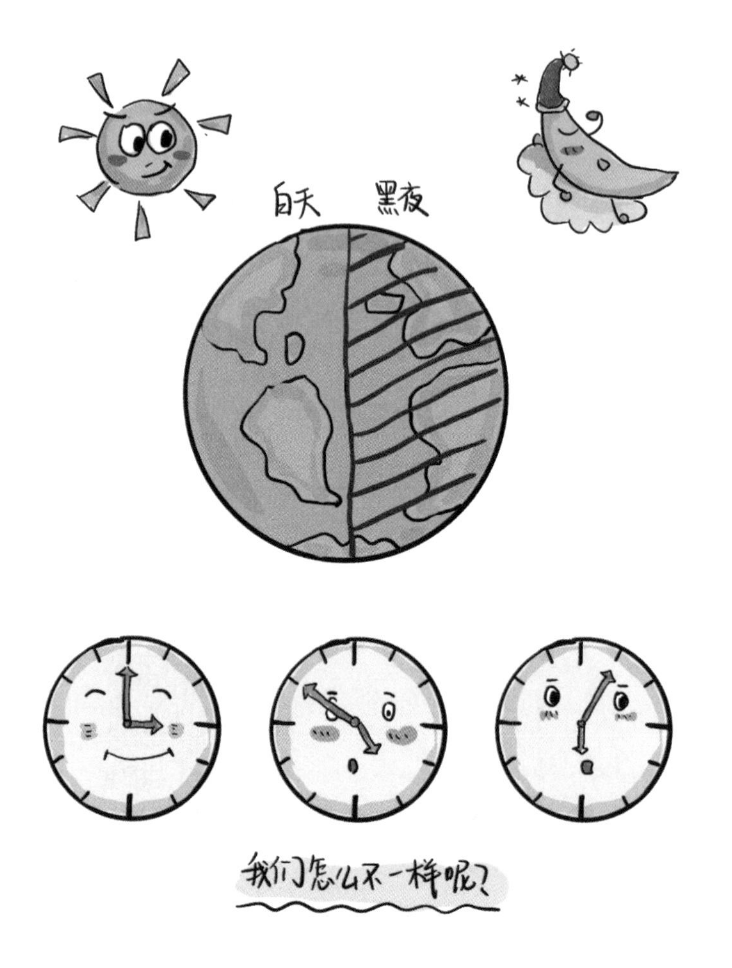


## 1. 什么是时差反应

时差反应指人体的“生物钟”及其控制的 24 小时（昼夜）节律被打乱时出现的症状。当跨越多个时区，如从东往西飞或从西往东飞时就会发生紊乱。

通俗地说，我们的睡眠－觉醒周期是由阳光决定的，这就不难理解在白天前往黑夜目的地身体需要时间适应了。

我困得很，
时差没倒过来！
What's going on, man?
Come on!

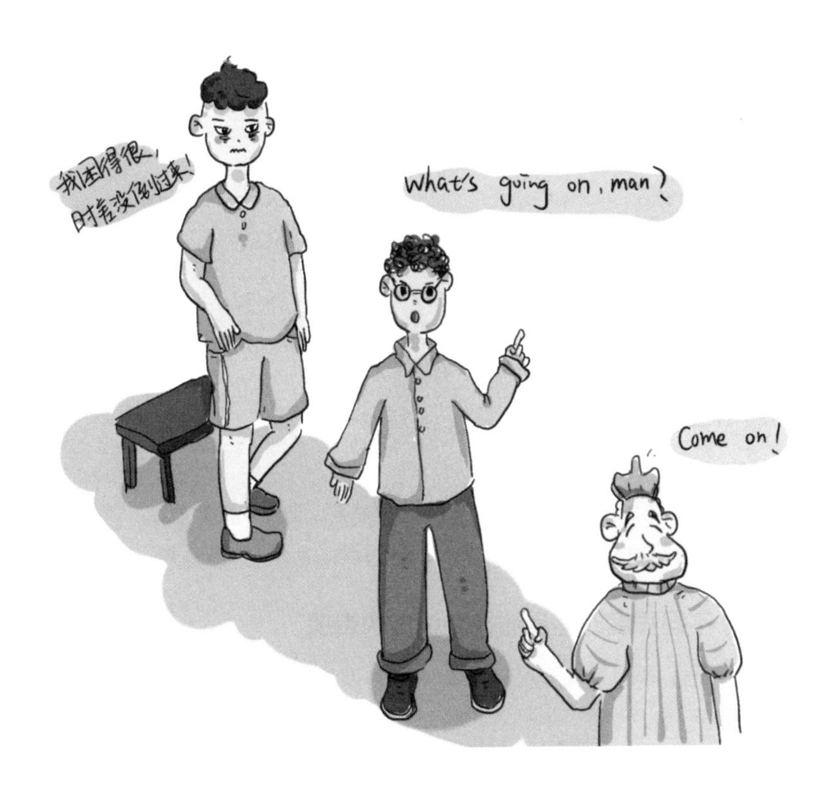

## 2. 时差反应是什么感觉

时差反应可导致消化不良、肠胃功能失调、全身不适、白天嗜睡而夜晚失眠、身体倦怠和精神不振。

旅途本身的劳累和时差反应往往交织在一起。当身体适应新的时区时，时差反应会逐渐消失。长途飞行后，睡眠质量没以前好、失眠等都有可能进一步影响倒时差。

## 3. 不同时差对人体影响有差异

由于前往的目的地不同，时差大小完全不一样，对于旅行者的身体影响和感受当然也不尽相同。

## 4. 人们对不同时差的反应

人们对不同时差的反应见表 1。

表 1　人们对不同时差的反应

| 时长 | 反应程度 | 应对原则 |
| --- | --- | --- |
| 1～2 小时 | 基本无反应 | 保持出发地的生活节奏 |
| 6 小时 | 反应明显 | 保持目的地的生活节奏 |
| 12 小时 | 反应强烈 | |

备注：时差反应和身体素质没有绝对的联系，但是从概率上看，青少年反应更强烈，生物钟很准且很难改变的人反应更强烈，向东飞比向西飞反应更强烈。

## 5. 不同程度时差反应在身体上的表现

不同程度时差反应在身体上的表现见表 2。

表 2　不同程度时差反应在身体上的表现

| 程度 | 症状 |
| --- | --- |
| 轻度 | 睡眠紊乱，躯体疲乏 |
| 中度 | 食欲缺乏，消化不良 |
| 重度 | 头昏脑胀，心悸腹泻 |

## 6. 如何克服时差反应

时差反应不可避免，但可设法减轻其影响。如需严格按时服药（例如口服避孕药等），则应在旅行前向医生或旅行医学诊所征询医疗建议。

减少时差反应的常用措施

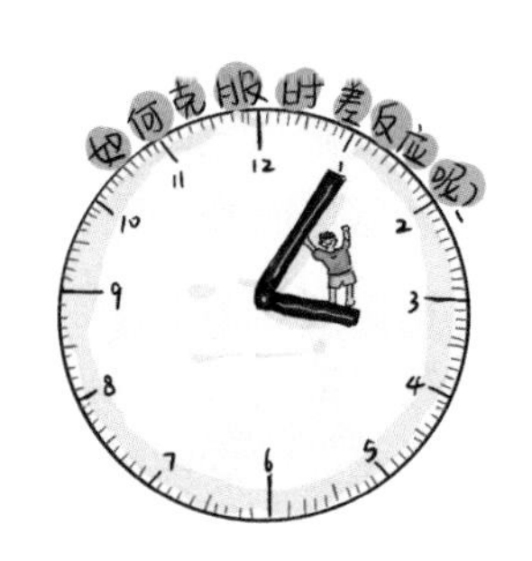


●休息好：在出发前和中长途飞行中要尽可能好好休息。即使是小憩（不到 40 分钟）也有所帮助。

●不要乱吃东西：清淡饮食，控制饮酒。酒精可促进排尿，排尿则影响睡眠。虽然酒精可加快入睡，但会影响睡眠质量，导致休息不好。过度饮酒的后遗症（“宿醉”）可能加剧时差反应和旅途劳累。因此在飞行前和飞行期间最好不饮酒，即使饮酒也需适量，应控制咖啡因的摄入，睡前 4 ～ 6 小时避免摄入咖啡因。如果白天喝咖啡，每 2 小时左右喝一小杯优于一次性喝一大杯。

●睡眠时间要保证：在目的地应找到适宜的环境睡觉，到达后的 24 小时内需要尽可能多的正常睡眠。在抵达的当天夜间至少需要睡 4 小时，即所谓的“定睡眠”，人体的生物钟才能适应新时区。如果有条件在白天小睡，可补充总睡眠时间，从而减轻困倦感。眼罩和耳塞有助于白天睡觉。白天做些运动有助于延长夜间睡眠，但应避免在睡前 2 小时内进行剧烈运动。

●适当接受光照：明暗节律是调整人体生物钟的重要因素之一。在目的地适时地接受光照，最好是明亮的日光，通常有助于加快适应新环境。当向西飞行时，晚上延长光照和早上避免光照（例如用眼罩或墨镜）或有帮助；向东飞行的建议正好相反。

●药物服用要慎重：短效安眠药可能有用，应谨遵医嘱服用。由于短效安眠药会延长静止不动的时间，从而增加发生 DVT 的风险，一般不应在飞行中服用该药。

●了解自身适应能力：个体对时区变化反应各异。作为空中飞人应了解自己对时差的反应并养成相应的习惯，选择前往目的地以及旅途时间。

●做好旅程规划：对于2～3天的短期旅行，由于人体的生物钟可能在适应新时区前又要飞回出发地再次调整以适应当地时区，因此，需要提前做好作息安排，必要时征询旅行医学专家的建议。

## 四、兵来将挡，蚊虫如何挡

暑假期间，很多人按捺不住想出去走走，打卡各个旅游胜地，享受网红美食。与此同时，夏日炎炎，小虫们也都结束了休眠期，开始出洞，也跟我们一样开始到处打卡、遛弯，顺便享受“当地美食，当地民宿”。

千万别小瞧了这些小东西，一旦被叮上了，如果处理不当，可能会引起严重后果，甚至会被夺去生命哦！

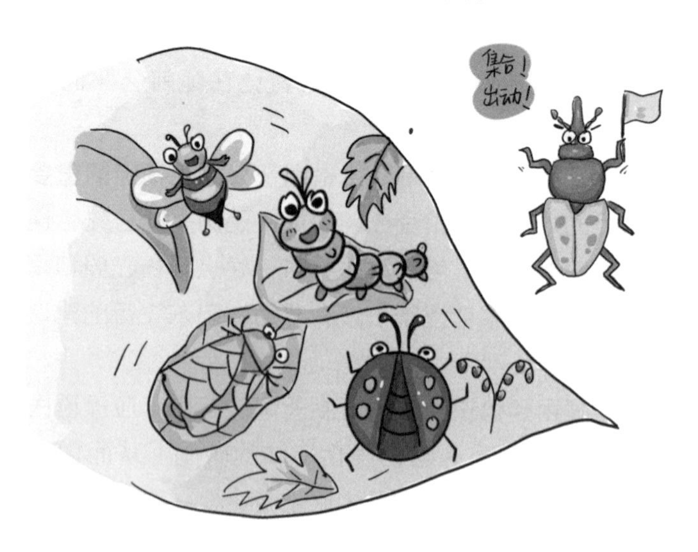

## 1. 什么是虫媒传染病

虫媒传染病属于媒介生物传染病，它是以蚊、蚤、蜱等节肢动物（俗称：虫子）为主要传染媒介的疾病，具有很强的破坏性和传染性。其流行特点具有明显的地方性和季节性，夏、秋季是其高发季节。

蚊、蚤、蜱等媒介生物主要通过叮咬吸血，使病原体由血液进入人体并大量繁殖，侵害各器官、组织，导致发病。虫媒传染病可在感染、传播过程中不断发生，使疾病传播范围不断扩大，造成虫媒传染病暴发和流行。

## 2. 流行情况

气候因素（气温、环境湿度等）、自然灾害、人类的生活方式等自然因素和社会因素都会影响虫媒传染病的传播。比如：全球气候变暖，气温升高为媒介生物的生存提供了有利条件，使其地理分布范围呈扩大趋势。

随着国际交通、旅游业的发展，人们的活动范围增大，流动人数增多，这也使得虫媒传染病的传播速度加快、传播范围更广。

下面这几种虫子，别拍死它，否则你要遭殃了！

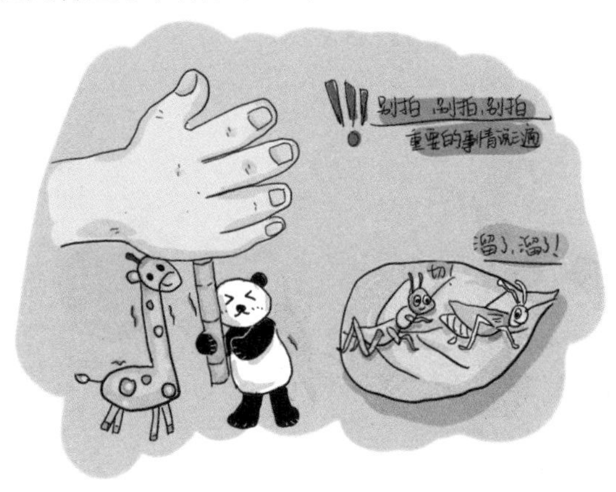

（1）蜱虫

蜱虫，俗称草爬子、狗豆子、牛虱，常蛰伏在草丛中、植物上或寄宿于动物皮毛中，会吸食人血。蜱虫的前足末端有个特有的独门利器——哈氏器，对动物的汗臭和呼出的二氧化碳极其敏感，当与宿主相距 15 m 内时，就可以感知，一旦抓住机会就会攀附而上，寄生吸血。

危害：当携带病原的蜱虫（蜱可携带 83 种病毒、31 种细菌、32 种原虫）侵袭人体后，可以传染相关疾病；有一种称“夺命蜱”的蜱虫主要是通过体内携带的“新型布尼亚病毒”让我们感染“伴血小板减少综合征”，还会引起局部皮肤充血、水肿，进而引起急性炎症反应，甚至继发感染。有些在叮咬过程中分泌神经毒素，可以导致宿主运动纤维传导产生障碍，引起上行性肌肉麻痹，严重的可导致呼吸衰竭而死亡，称为“蜱瘫痪”。蜱虫叮咬多见于儿童，蜱虫还会传染莱姆病、森林脑病。

遇到蜱虫怎么办呢？

别生拉硬拽扯掉，这样只会让它越陷越深，还容易将它的头部残留在皮肤里。可用酒精、烟头刺激或用镊子夹住蜱虫头部（切勿夹住虫体部位）从皮肤中夹出来，如果没有成功，或者伴有发热症状，建议到医院就诊。

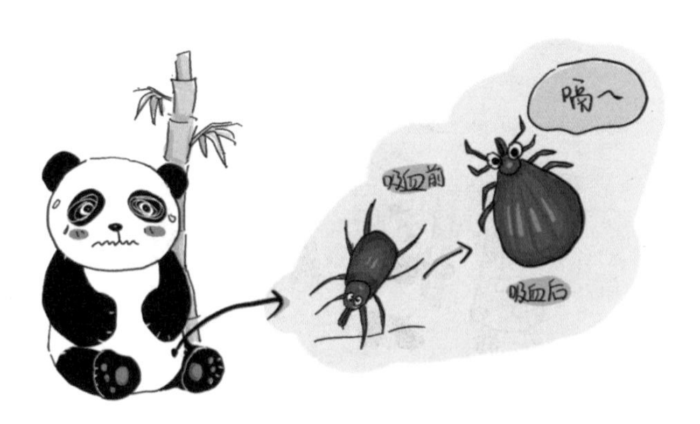

如何知道自己被蜱虫咬了？

身体上无故出现新的黑点，“扒”不掉，蜱虫口器叮在皮肤上不松口，钻进皮肤里，只露一个黑色的尾部，看上去就像是新长了一颗黑痣。局部出现水肿性丘疹或小结节、红肿甚至发炎。蜱虫吸血后数日，可出现发热、畏寒、头痛、腹痛、恶心等症状，发热多为持续性高热，可高达 40℃。

（2）隐翅虫

这名字有些人可能有些陌生，但是被它伤害过的一定会记忆深刻。它可简单分为有毒和无毒两种，有毒的是红黑相间的样子。

危害：它不会主动攻击你，但是它体内含有隐翅虫素。当人们把它拍死的同时，大量的酸性毒液会渗出并灼烧、腐蚀皮肤。

被叮咬后，如果被毒液灼伤，建议快速用肥皂水冲洗，中和毒素，减轻对皮肤的损害，尽快就医。

（3）绿刺蛾幼虫

绿刺蛾幼虫俗称“洋辣子”，这个就是比较常见的毛毛虫了，全身都是毒刺和毒毛，你敢拍它吗？拍上去就有拍仙人掌的感觉。

危害：毒毛和毒刺都很细小，往往被刺后不止一根，它的毒液会引起急性皮炎，甚至出现红肿、刺痛。

可以用树枝把它从身上挑起来，如果直接拍死，它身上的毒毛和毒刺扎进皮肤，会引发更严重的过敏反应。

（4）蜜蜂

所有蜜蜂都蜇人吗？并不是哦，只有工蜂会蜇人，雄蜂、蜂后就不会。

危害：蜇人的时候，它尾巴上的毒针会把毒液带进体内。毒液呈弱酸性，所以被蜇的部位会感觉红、肿、热、痛，拍死它，毒刺可能会留在皮肤内。

蜜蜂的毒针带倒钩，普通人很难自己将毒针取出，尤其在自己看不着的部位，建议到医院就诊。

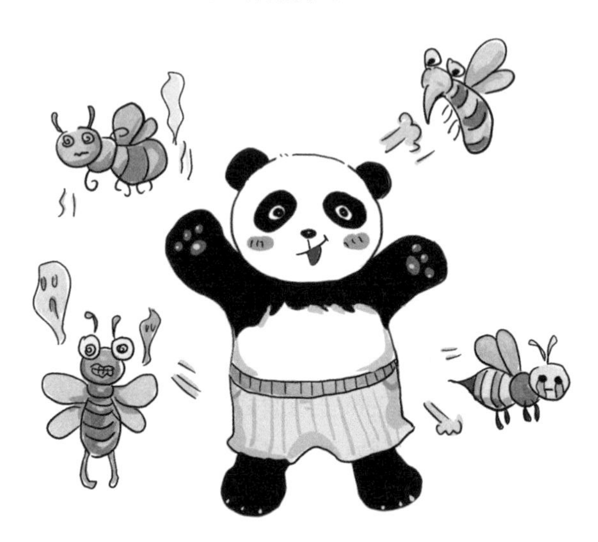

还有这几类蚊虫，被叮咬后也是疼痛难忍甚至致命！

（5）蚊类

雌性蚊类通常以血液为食物，而雄性则吸食植物的汁液。蚊子喜爱出汗多又不洗澡的人。此外，儿童皮肤娇嫩、新陈代谢活跃，也是蚊子喜欢的对象。蚊子还喜欢穿深色系衣服的人，这正好符合蚊子的视觉习惯。

危害：吸血的雌蚊是乙脑、登革热、疟疾、黄热病、丝虫病、日本脑炎等疾病病原体的中间宿主。被携带病原体的蚊子叮咬后，极易造成虫媒传染病的流行。

要想预防蚊类，可以在室内安装纱窗、纱门、蚊帐，使用灭虫剂。户外穿长袖长裤，暴露部位涂抹驱蚊剂。这些措施都有助于减少蚊类叮咬。叮咬后可使用肥皂清洗或止痒消肿外用药品在红肿部位进行涂抹，减轻皮肤反应。

（6）红火蚁

红火蚁属于昆虫纲膜翅目蚁科家蚁亚科火蚁属，常见工蚁大小为3～6 mm，红褐色。原产于南美洲的巴西、阿根廷、巴拉圭一带。

危害：对于敏感体质的人来说，红火蚁叮咬能导致过敏性休克甚至死亡。对毒液的过敏症状表现为脸红、出荨麻疹、呼吸衰竭、诱发心脏病等。

被其叮咬后，可用肥皂和水清洗患处，局部涂抹外用药膏或者口服药剂来缓解瘙痒肿胀的症状。严重时应立即前往医院就医。

（7）蝇

它习惯边吃边吐嗉囊液来溶解食物，直接造成疾病到处传播。

夏季是肠道传染病的高发季节，而苍蝇是传播疾病的主要媒介之一，能传播几十种疾病，如：霍乱、伤寒、副伤寒、甲型病毒性肝炎、痢疾、脊髓灰质炎等肠道传染病。

危害：传播肠道传染病。某些种类的苍蝇还能刺吸人畜血液，或寄生于人体、牲畜体内，危害极大。

空间喷洒是迅速降低空间内外苍蝇密度最有效的办法。杀灭成蝇可用粘蝇板、粘蝇彩带粘捕。

（8）蚤类

蚤类俗称跳蚤，主要寄生于哺乳动物如老鼠、鸟类的体表。近年来，大家对宠物的喜爱度高涨，让跳蚤对人类的危害也有所增加。

危害：跳蚤可传播多种疾病，最严重的是鼠疫和鼠型斑疹伤寒。由于离体的跳蚤可寻找新的吸血宿主，这些疾病流行时，灭鼠的同时必须灭蚤。

外出旅行尽量少与流浪猫、狗等动物接触，尽量选择居住环境干净、条件好的酒店，外出时，穿长袖长裤可减少跳蚤对人类的叮咬。

### 3. 预防措施

（1）前往目的地前应提前了解当地虫媒介传染病及其流行特点，采取相应的防护措施，最简单有效的方法是接种疫苗。对暂时没有疫苗的传染病，应遵医嘱备好相应的药物和预防性用品。

（2）如当地正在流行某种传染病时，非必要不前往。

（3）注意卫生。勤洗手，避免食用不洁食物，不食生食，不喝生水。

（4）做好防虫防蚊工作。到达目的地检查住宿环境，检查被褥、床垫、家具是否有臭虫，可使用蚊帐进行防虫。外出时，穿长袖、长裤，并佩戴帽子，最大限度地减少皮肤暴露面积。同时可使用驱蚊剂，并每隔数小时重复喷涂。外出回家时，先检查全身，确保无蜱虫等虫类吸附于体表。

（5）尽量不接触野生动物，以防感染鼠疫、埃博拉出血热等烈性传染病。

（6）一旦有外伤，务必及时、正确处理伤口。

（7）妥善存放行李箱。尽量放在与地面有一定距离的位置，不使用时，关上行李箱。将衣服和个人用品放回行李箱时，应仔细检查，避免将虫子带入箱内。

## 五、当心中暑

“今天又是将近 40℃的高温天气，好热啊！”

“热得像蒸笼一样！”

“热到人想躲进冰箱！”

“热死人咯！”

…………

炎炎夏日，高温热浪让人们喘不过气来，我们常说的“热死人了”，究竟是夸张的说法还是真的会热死人？答案是：不是夸张，是真的会哦！

高温预警
好热啊！
要升天啊！
温度持续升高
三伏天
路面温度60℃

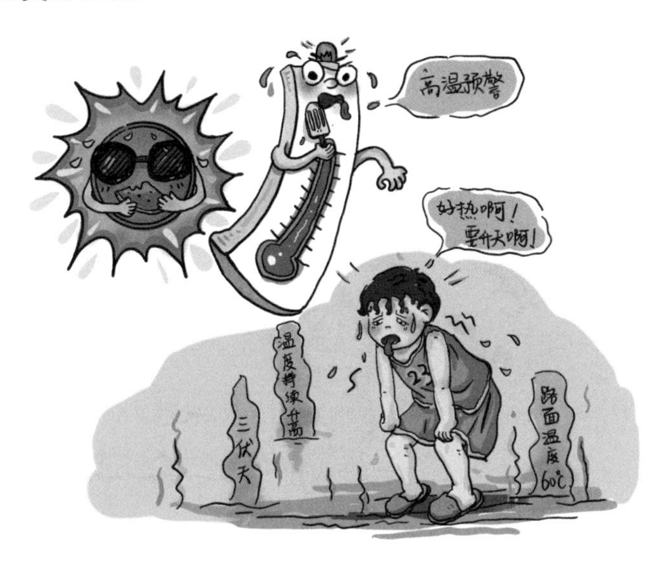

1. **何为中暑**

中暑是在高温天气下，机体长时间受高温影响，发生了病理性改变，使体温调节中枢出现障碍，汗腺代谢衰竭而引起的一种急性疾病。

2. **中暑会有什么表现**

中暑起病急骤，多数患者会出现头晕、眼花、头痛、恶心、胸闷、烦躁等前驱症状。

3. **中暑的分类**

按病情的程度特点不同可分为三大类。

（1）先兆中暑：表现为大量出汗、口渴、头晕、耳鸣、胸闷、心悸、恶心、四肢无力等症状。体温正常或略有升高，一般< 37.5℃。

（2）轻度中暑：除有先兆中暑症状，同时表现为体温> 38.5℃，伴有面色潮红、胸闷、皮肤灼热、面色苍白、恶心、呕吐、大量出汗、皮肤湿冷、血压下降和脉搏细弱而快等特点。

（3）重度中暑：大多数患者是在高温环境中突然昏迷，按发病症状和程度，可分为热痉挛、热衰竭和热射病。

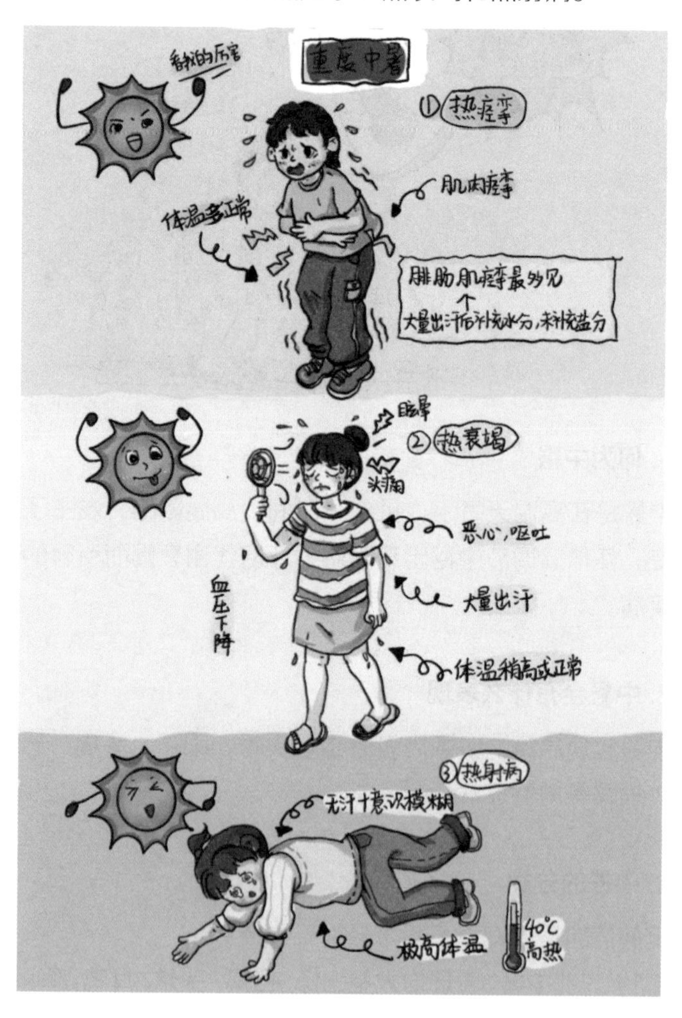

●热痉挛：表现为肌肉疼痛或抽搐，通常发生在腹部、手臂或腿部，常呈对称性，时而发作，时而缓解。

●热衰竭：起病迅速，其症状包括眩晕、头痛、恶心和呕吐、大量出汗、脸色苍白、极度虚弱或疲倦、肌肉痉挛、晕厥。热衰竭患者的皮肤可能冰凉且潮湿，血压下降，脉搏快且虚弱，呼吸急促且浅，体温稍高或正常。

●热射病：表现多样，包括头晕、搏动性头痛、恶心，极高的体温，皮肤红热且干燥无汗，意识模糊，口齿不清，不省人事。若救治不及时，可导致死亡或残疾。

### 4. 中暑的救治

救治要点——搬、量、擦、补、降。

先兆中暑和轻度中暑在日常生活中较常见，救治常识咱们较熟悉，但是重度中暑咱们应如何处理呢？

现场急救很重要！！！最重要的第一步——脱离中暑环境。

热痉挛患者：应停止一切活动，静坐在凉爽地方休息，饮用稀释、清爽的果汁或运动饮料。

注意：如果患者有心脏病史，应低盐饮食，若1小时后热痉挛状况还未消退，应立即拨打急救电话或自行就医。

热衰竭患者：应立即休息，饮用凉爽且不含酒精的饮料，条件允许情况下洗个凉水澡或用凉水擦拭身体，同时打开空调并换上轻便的衣服。可服用人丹或藿香正气液。

热射病患者：应立即拨打急救电话，同时开始进行救治。

将患者移到通风、阴凉、干燥地方。让患者仰卧、解开衣扣，脱去或松开衣服。如衣服有汗水湿透，应更换干衣服，以尽快散热。不论采取何种方法，尽快冷却体温，将体温降为38℃以下。

若患者肌肉发生不自主的抽搐，注意避免患者伤害到自己。如果发生呕吐，可使患者侧卧，确保其呼吸道通畅。

### 5. 预防中暑小妙招

（1）减少不必要外出：避免在天气炎热的时候长时间待在户外或被太阳直射，这样中暑的概率会大大降低。

（2）遮阳避暑：注意防晒，穿防晒衣，戴太阳镜，使用遮阳伞或遮阳帽，还可以适当涂抹防晒霜进行防晒。

（3）及时补水：不要等到口渴才喝水，最好选用含盐、糖或钾、钠离子的运动饮料，或者多吃水果，不建议补充纯净水。

（4）常备解暑药：有条件者备藿香正气液、人丹、十滴水、风油精和清凉油等药物，一旦出现中暑，可用药品缓解症状。

（5）注意作息规律和饮食健康：保证充足睡眠，避免睡眠不足导致抵抗力下降，有条件者饮食中可添加绿豆汤、酸梅汤。

（6）定期进行健康体检：慢性病及重病恢复期及体弱者，要增强健康管理意识。不宜从事高温作业。

### 6. 中暑后的错误做法

日常生活中的错误做法，可能会造成严重后果，一定要避免哦！

（1）中暑后迅速转移到温度过低的空调房内：中暑后应立即转移到阴凉环境，但温度不宜过低，适宜温度为22～25℃。

（2）用过冷的水擦身：过冷的水可使皮肤神经末梢因突然受到刺激后收缩而不易散热，过于寒冷的刺激可能还会导致患者虚脱。

（3）中暑后自行服用退烧药：中暑后体温可能会升高，由于体温调节功能出现障碍，一般退烧药无效，不建议自行服用。

（4）中暑症状消退后吃辛辣刺激食物：中暑症状消退后，饮食宜清淡，忌辛辣刺激。

## 第二节　旅行中的意外伤害与暴力

旅行本是一件让人轻松愉悦的事情，可总是会遇到一些意外情况，不仅是东西忘带、飞机延误等，可能还会有意外的伤害与暴力，旅途中出现这些情况，我们应该尤其注意，通过对危险因素的认知和采取恰当的预防措施，可以减少伤害事故的发生。

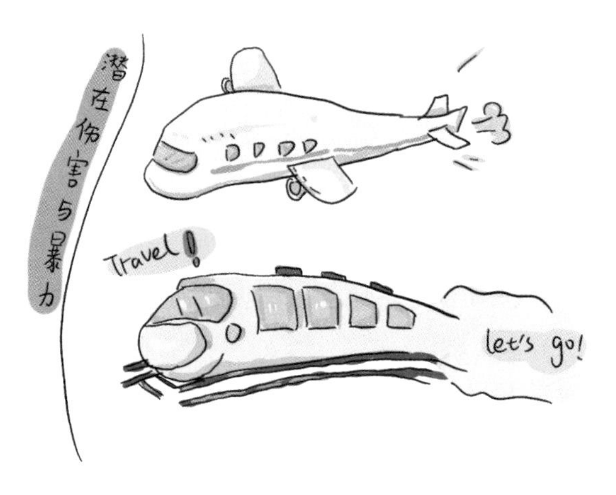

有数据表明，全球每年有500万人死于伤害和暴力，同时有许多人因此受伤，其中一些人因此终身致残。对旅行者而言，遭受暴力或者意外伤害与罹患外来感染性疾病的风险相当，但更可能因暴力和伤害致死或致伤。道路交通事故是旅行者中最常见的死亡原因。其他环境也会发生意外伤害事故，特别是在与游泳、潜水、出海和其他活动相关的娱乐水域。

以下是旅途中可能会遇到的意外伤害，我们该怎样预防和处理呢？

## 一、道路交通意外伤害

### 1. 道路交通意外不少见

据估计，全球每年有130万人死于道路交通事故，受伤者多达5 000万人。预测表明，如果不就该问题采取紧急行动，到2030年，道路交通事故致死将成为第五大致死因素。

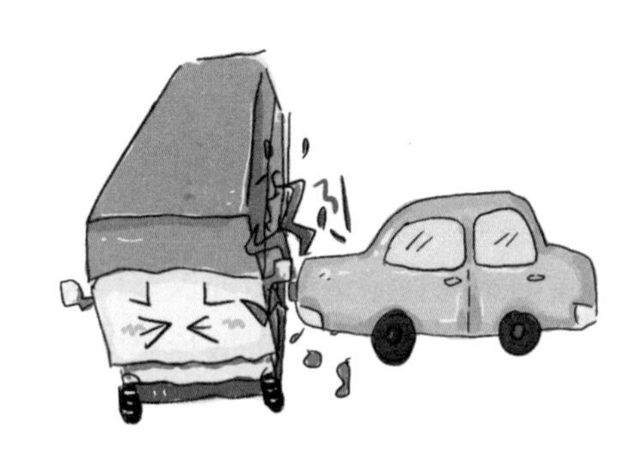

通常我们对旅行所在地道路交通情况不熟悉，交通状况可能比较复杂等。因此，在外旅行无论在开车还是步行都应非常注意和小心路况。

### 2. 预防措施

●获取到访国家的相关信息，包括交通和车辆管理法规，以及道路状况。

●租车前要检查轮胎、安全带、备用轮胎、车灯和刹车等设备。

●了解道路上的一些不成文的规矩，如在有些国家，超车前习惯于先鸣笛或者闪大灯。

●有些国家行驶车道与居住国相反，需要格外警惕。

●不要酒后驾驶。

●时刻注意不要超速驾驶。

●请务必系上安全带。

●不要在陌生和没有灯光的道路上驾驶。

●不要使用轻型摩托车（助动车）、摩托车、自行车或三轮车。

●小心流浪、野生动物。

另外，准备在国外驾驶车辆的旅行者应确保随身携带自己的驾照和国际驾驶许可证，并提前购买涵盖伤害医疗救治的保险。

## 二、娱乐水域意外伤害

娱乐水域包括海滩水域、淡水湖、河流、游泳池、水疗池等。通过采取安全行为和简单的预防措施，可以降低在娱乐水域的危险。

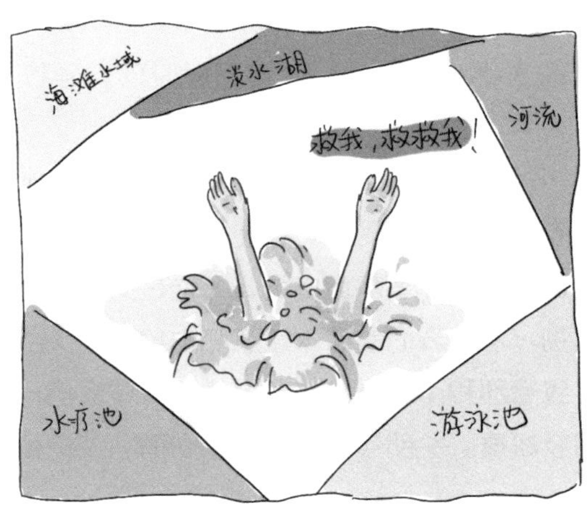

娱乐水域内最严重的健康危害是溺水。据估计，每年有超过30万人死于溺水。此外，许多“非致命性溺水”案例往往对健康造成终身的影响。

### 1. 溺水原因要先知

当个体遭遇潮汐或者离岸流，被涨潮围困；从船上翻落，被水下物体缠住；或者在充气垫上睡着被带入海里，都有可能溺水。泳池或水疗池的溺水或者呛水以及其他伤害，可能发生在排水口附近，由于吸力大，拉扯身体的某一部分或者头发，从而导致头部没入水中。泳池内溺水可能与滑倒、绊倒、坠落后撞击导致意识丧失有关。如果水体不清澈，可能很难看清水中的游泳者或物体，从而更增加了水域内发生意外的可能性。

儿童即使在浅水区短暂停留也有可能溺水。导致儿童溺水的最常见原因是缺少成人看护。在水域内或者在靠近水域处玩耍的儿童，要时刻有成人看护。

成人溺水或撞击伤常与饮酒有关，酒后判断能力和有效应对能力会受到影响。

从高处跃入水中可能会引起视网膜脱落，导致失明或近乎失明。

涉水和钓鱼的人也有溺水的危险。落入寒冷的水中，特别是身着厚重的衣物，使游泳受限，可能导致溺水。

撞击伤通常是潜水事故造成的，特别是潜入浅水和（或）撞到水下障碍物。水从表面看起来比实际水位浅。头部撞击坚硬物质表面会导致脑部和（或）脊柱的损伤。脊柱损伤可致不同程度的截瘫或四肢瘫痪。头部损伤可导致脑震荡、失忆和（或）运动功能失调。

### 2. 预防措施

●在所有娱乐水域均需采取安全措施：恰当地使用救生衣，注意向当地居民询问关于潮汐和水流的信息，避开水疗池或游泳池的排水口。

●小孩子在娱乐水域或水边时，即使水域不大或是浅水区，也要确保一直有成人监护。

●在任何水中或者水边活动之前，避免饮酒。

●潜水前要仔细检查水的深度，当水体混浊难以看清水中的游泳者或水下物体时，避免潜入或者跃入。

## 三、旅行中的暴力

除了意外伤害，暴力也是我们在旅途中应该关注的！在旅程中遇到暴力，我们该怎么办呢？

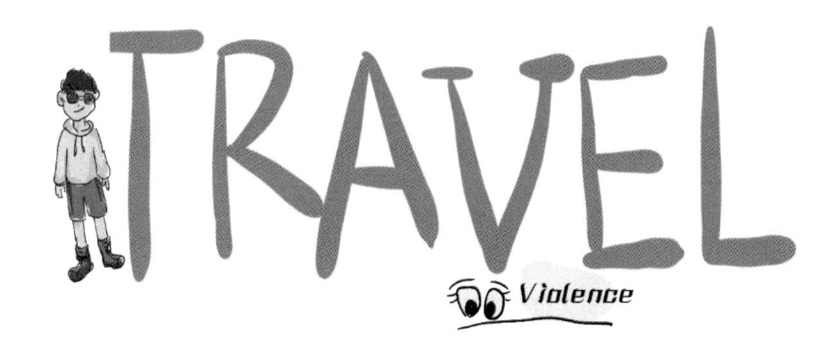


【预防措施】

●避免可能由言语上升到肢体冲突的争执。

●如果他人行为造成的情绪或语气让你感受到威胁，离开现场。

●避免去他人的私人住所或者酒店房间，除非你熟悉了解他们。

●警惕白天或晚上可能发生的抢劫。

●保管好珠宝、相机和其他贵重物品，不要随身携带大量现金。

●避免到偏僻的海滩或者其他偏远地区。

●仅乘坐官方许可的出租车。

●避免夜间驾车，不要独自旅行。

●锁好车门，关好车窗。

●等待交通信号灯时，要格外警醒。

●在照明良好的地方停车，不要搭载陌生人。

●去偏远地区旅行时，要雇用当地导游或翻译，或者当地司机。

最后提醒大家，牢记这些电话，以备不时之需。

### 1. 中国外交部热线电话

+86-10-12308 是外交部全球领事保护与服务应急呼叫中心，为中国公民提供 24 小时领事保护与服务的领事保护热线。中国公民无论身处世界哪个角落，遭遇紧急情况时均可第一时间通过拨打呼叫中心热线，请求保护与协助。

### 2. 中国驻各国大使馆电话。

以下拨打方式均是在 GSM 漫游情况下的拨打方式。漫游在 CDMA 网络时，如拨打漫游当地大使馆电话时，无须加国家码和区号，直接拨打即可；如拨打其他国家和地区大使馆电话，则需要加国家码和区号。

## 亚洲国家

| 大使馆 | （总）领馆 | 区号 | 电话 | 备选电话 | 传真/电邮 | 当地常用报警电话 |
|---|---|---|---|---|---|---|
| 阿富汗 | | 0093 | 791513339 | 791924945 | 00870600150874（海事） | 100-119 |
| 阿联酋 | | 00971 | 50-4176589 | 2-4434276转117 | 2-4436835 | 999 |
| | 迪拜 | 00971 | 50-3687173 | 4-3944733 | 4-3952207 | 999 |
| 叙利亚 | | 00963 | 944265018 | 11-3339495<br>11-3339594 | 11-3338067 | 112 |
| 阿曼 | | 00968 | 99216747 | 24949200 | 24958088、24958068 | 9999 |
| 阿塞拜疆 | | 00994 | 50-5410535 | 12-4936129 | 12-4980010 | 102 |
| 巴基斯坦 | | 0092 | 315-6060000 | 51-8355015 | 51-2279600 | 15 |
| | 卡拉奇 | 0092 | 3112311297 | 21-35874266 | 21-35834000 | 15 |
| | 拉合尔 | 0092 | 315-4130168 | | | |
| 巴林 | | 00973 | 17723900 | | 17826727 | 999 |
| 巴勒斯坦 | | 00972 | 595776516 | 2-2951223 | 2-2951221 | 100 |
| 朝鲜 | | 00850 | 1912500729 | 2-3813116 | 2-3813422 | |
| | 清津 | 00850 | 73230802 | | 73-230401 | |
| 韩国 | | 0082 | 27550572 | 2-7567300 | 2-7550469 | 112 |
| | 光州 | 0082 | 10-23512110 | 62-3858873 | 62-3858880 | 112 |
| | 釜山 | 0082 | 10-85198748 | 51-7437989 | 51-7437973、7437971 | 112 |
| | 济州 | 0082 | 10-6576-8838 | 64-900-8830 | 64-749-8890 | 112 |
| 尼泊尔 | | 00977 | 9801037888 | 9801039888 | 1-4438260 | 100 |
| 日本 | | 0081 | 3-34033064 | | 3-34035447<br>lsb@china-embassy.or.jp | 110 |
| | 长崎 | 0081 | 90-95692067 | 95-8493311 | 95-8493312 | 110 |
| | 大阪 | 0081 | 90-66736659 | 6-64459427 | 6-64459480 | 110 |
| | 福冈 | 0081 | 9062989986 | | 92-7818906 | 110 |
| | 名古屋 | 0081 | 52-9321062 | 9091873886（非上班时间） | 52-9321169 | 110 |
| | 新潟 | 0081 | 25-2288888（总机，24小时） | 25-2288887（领侨室，工作时间） | 25-228-8818 | 110 |
| | 札幌 | 0081 | 9050766279 | 11-5635563 | 11-5631818 | 110 |
| 沙特 | | 00966 | 505473147 | 568769700 | 11-2812083<br>consulate_sau@mfa.gov.cn | 999 |
| | 吉达 | 00966 | 508399809 | 12-6163412 | 12-6163413 | 999 |
| 塔吉克斯坦 | | 00992 | 93-5710666 | | 37-2510024 | 2 |
| 泰国 | | 0066 | 854833327 | 22457010 | 22457032、22478193 | 191 |
| | 清迈 | 0066 | 81-8823283 | 53-276125 | 53-274614、53-201667 | 191 |
| | 宋卡 | 0066 | 81-7665560 | | 74323772 | 191 |
| | 孔敬 | 0066 | 809366070 | 43-226873 | 43-227037 | 191 |
| | 普吉 | 0066 | 94-5956158 | 94-5956168 | | 191 |

续表

| 大使馆 | （总）领馆 | 区号 | 电话 | 备选电话 | 传真/电邮 | 当地常用报警电话 |
|---|---|---|---|---|---|---|
| 土耳其 | | 0090 | 5388215530 | 312-4464726 | 312-4464248 | 155 |
| | 伊斯坦布尔 | 0090 | 5313389459 | 212-2992188 | 212-2992855 | 155 |
| | 伊兹密尔 | 0090 | 535-8802656 | | | 155 |
| 土库曼斯坦 | | 00993 | 65711769 | 12-480170 | 12-481813 | 02 |
| 文莱 | | 00673 | 8960711 | 2334163 | 2335380 | 993 |
| 乌兹别克斯坦 | | 00998 | 712334728 | 935018574 | 712334735 | 102 |
| 新加坡 | | 0065 | 64712117 | 92971517 | 64795345 | 999 |
| 也门 | | 00967 | 738699915/738699912 | 777792358 | 1-275341 | 199 |
| | 亚丁 | 00967 | 771766021 | 2-230098 | 2-233058 | 199 |
| 伊拉克 | | 00964 | 7901912315 | | 00870600323984（海事）consulate_iq@mfa.gov.cn | 104 |
| 伊朗 | | 0098 | 912-2176035 | 21-26118905 | 21-26118903 consulate_irn@mfa.gov.cn | 110 |
| 以色列 | | 00972 | 528391282 | 3-5442638 | 3-5467311 | 100 |
| 印度 | | 0091 | 9810597886 | 11-26112345 | 11-26111105（领事部）、11-26885486（办公室） | 100 |
| | 孟买 | 0091 | 9769581336 | 9833006519 | 22-66324308 | 100 |
| | 加尔各答 | 0091 | 9163390711 | 33-40045203 | 33-40045201 | 100 |
| 东帝汶 | | 00670 | 3325169 | 77461209 | 3325166 | 112 |
| 菲律宾 | | 0063 | 9178972695 | 2-8482409 | 2-8482460 | 117 |
| | 拉瓦格 | 0063 | 9178051226 | | 77-6706338 | 117 |
| | 宿务 | 0063 | 9175495614 | 32-2563456 | 32-5051038 | 117 |
| 哈萨克斯坦 | | 007 | 7017470186 | 7172-793578 | 7172-793577 | 102 |
| | 阿拉木图 | 007 | 701-7292938 | | 727-2700243 | 102 |
| 柬埔寨 | | 00855 | 12901923 | 12901937 | 23720925 | 117 |
| 吉尔吉斯 | | 00996 | 555581664 | 555585508 | 312-597484 | 102 |
| | 奥什 | 00996 | 777908558 | | | 102 |
| 卡塔尔 | | 00974 | 30177679 | | 44934201 | 999 |
| 科威特 | | 00965 | 25333340 | | 25333341 | 112 |
| 老挝 | | 00856 | 20-55561683 | 20-55561680 | 21-315104 | 191 |
| | 琅勃拉邦 | 00856 | 2055571303 | 71252440 | 71213330 | |
| 黎巴嫩 | | 00961 | 3866468 | 1-822493 | 1-822492 | 112 |
| 马来西亚 | | 0060 | 321636853 | 321645301 | 3-21636809 | 112 |
| | 古晋 | 0060 | 12-8861953 | 82-414818 | 82-232344 | 999 |
| | 槟城 | 0060 | 1110592308 | 1114278758 | 42189798 | 112 |
| 马尔代夫 | | 00960 | 7458160 | | | 119 |
| 蒙古 | | 00976 | 99112578 | 95265568 | 11-317844 | 102 |
| | 扎门乌德 | 00976 | 95186992 | 1170527166 | 1170527588 | 102 |
| 孟加拉国 | | 0088 | 01713090563 | | 02-8858259 | 999 |

续表

| 大使馆 | （总）领馆 | 区号 | 电话 | 备选电话 | 传真/电邮 | 当地常用报警电话 |
| --- | --- | --- | --- | --- | --- | --- |
| 缅甸 | | 0095 | 943209657 | 1-221280 | 1-228319 consulate_mmr@mfa.gov.cn | 199 |
| | 曼德勒 | 0095 | 9259172726 | 2-34457 | 2-35944 | 199 |
| 印度尼西亚 | | 0062 | 8179838410 | 21-5761044 | 21-5761024 | 110 |
| | 泗水 | 0062 | 811311148 | 31-5675821 | 31-5675821 | 110 |
| | 棉兰 | 0062 | 82165631070 | 61-80013165 | 61-4571261 | 110 |
| | 登巴萨 | 0062 | 812-39169767 | 361-239001 | 0361-239001 | 110 |
| 约旦 | | 00962 | 77-8400870 | 6-5518521 | 6-5537743 | 191、192 |
| 越南 | | 0084 | 903474865 | 936761338 | 4-37341181 | 113 |
| | 胡志明 | 0084 | 908002226 | 938882098 | 8-38224686 | 113 |
| 斯里兰卡 | | 0094 | 779288949 | | 11-2688611 consulate_lka@mfa.gov.cn | 119、118 |
| 格鲁吉亚 | | 00995 | 599650585 | 32-2252670转2307/2402 | 32-2250996 | 112 |

非洲国家

| 大使馆 | （总）领馆 | 区号 | 电话 | 备选电话 | 传真/电邮 | 当地常用报警电话 |
| --- | --- | --- | --- | --- | --- | --- |
| 阿尔及利亚 | | 00213 | 770660388 | 21-692724 | 21-693056 | 17、1548 |
| 埃及 | | 0020 | 2-27363556 | 1223936582 | 2-27362674 | 2-122、2-126 |
| | 亚历山大 | 0020 | 1274571836 | 3-3916953 | 3-3906409 | 3-122 |
| 埃塞俄比亚 | | 00251 | 924910200 | 911686415 | 11-3712457、consulate_eth@mfa.gov.cn | 991 |
| 安哥拉 | | 00244 | 222449818（工作时间） | 927769854（非工作时间） | 222449866 | 113 |
| 贝宁 | | 00229 | 21305545 | 96204907 | 21300841、consulate_ben@mfa.gov.cn | 117 |
| 博茨瓦纳 | | 00267 | 3938682 | 71315056 | 3900156 | 999 |
| 布隆迪 | | 00257 | 22224307 | | 22213735 | 112 |
| 赤道几内亚 | | 00240 | 222214057 | 222214057 | 333092381 | 113 |
| | 巴塔 | 00240 | 666699501 | 222688811 | | |
| 利比亚 | | 00218 | 913665110 | | | |
| 多哥 | | 00228 | 92850789、92025070 | 22614088 | 22616370 | 117、171、115 |
| 厄立特里亚 | | 00291 | 7111068 | 1-185271 | 1-185271 | 127799 |
| 佛得角 | | 00238 | 9912106 | 2622492 | 2623047 | 132 |
| 冈比亚 | | | 7226668 | 00220-7226668 | | |
| 刚果（布） | | 00242 | 222811132 | 055669898、055669797 | 222811135、consulate_cog@mfa.gov.cn | 112 |
| 刚果（金） | | 00243 | 851474669 | 851474662 | 00873763667861（海事） | 818906284、816770006 |

续表

| 大使馆 | （总）领馆 | 区号 | 电话 | 备选电话 | 传真/电邮 | 当地常用报警电话 |
|---|---|---|---|---|---|---|
| 吉布提 | | 00253 | 21352247 | 77813309 | 21354833 | 17 |
| 几内亚 | | 00224 | 664006622 | | 30469583<br>consulate_gin@mfa.gov.cn | 17 |
| 几内亚比绍 | | 00245 | 955804048 | 3256200 | 3256194 | 117 |
| 加纳 | | 00233 | 54-5596508 | 246473378 | 30-2774527 | 191 |
| 加蓬 | | 00241 | 07073601 | 07071758 | 01747596<br>consulate_ga@mfa.gov.cn | 177或7200 |
| 津巴布韦 | | 00263 | 772128308 | 4-334720 | 4-334716<br>consulate_zue@mfa.gov.cn | 995 |
| 喀麦隆 | | 00237 | 6-97699283 | 672962186 | 22214395 | 17、117 |
| | 杜阿拉 | 00237 | 99923793 | 33426276 | 33426214 | 17、117 |
| 科摩罗 | | 00269 | 3322168 | 7732521（办公室） | 7732866 | |
| 科特迪瓦 | | 00225 | 58322468 | 57674754 | 22436569 | 111 |
| 肯尼亚 | | 00254 | 719235543 | 20-2726851 | 20-2726402 | 112、999 |
| 莱索托 | | 00266 | 58882882 | 22316521 | 22310489 | 123、124<br>首都：<br>22317262、 |
| 塞拉利昂 | | 00232 | 76680775 | 22-231571 | 22-231797、<br>consulate_sle@mfa.gov.cn | 112 |
| 塞内加尔 | | 00221 | 774554051 | 338647775 | 33-8647780 | 17 |
| 塞舌尔 | | 00248 | 2713988 | 4266079 | 4671730 | 999 |
| 苏丹 | | 00249 | 990111127 | 1-83272730 | 1-83277138 | 999 |
| 南苏丹 | | 00211 | 912386015 | 956240887 | chinaemb_ss@mfa.gov.cn | |
| 坦桑尼亚 | | 00255 | 754075128 | 754874516<br>754580218 | 22-2666353、<br>consulate_tza@mfa.gov.cn | 111、112 |
| | 桑给巴尔 | 00255 | 24-2232547 | 772148768 | 24-2237212 | 111、112 |
| 突尼斯 | | 00216 | 98463848 | 71780064 | 71792631 | 197 |
| 乌干达 | | 00256 | 703886882 | 414-236895 | 414-235087、<br>consulate_uga@mfa.gov.cn | 999 |
| 赞比亚 | | 00260 | 977790322 | 211-256144 | 211-251157、<br>consulate_zmb@mfa.gov.cn | 991 |
| 乍得 | | 00235 | 66660009 | 22522949 | 22530045 | 22518113 |
| 中非 | | 00236 | 21612760 | | 21613183、<br>consulate_caf@mfa.gov.cn | 117、<br>21611253 |
| 莫桑比克 | | 00258 | 826223383 | | 21491196 | |
| 马拉维 | | 00265 | 888998037 | 1794751 | 1794752 | 800（报警）<br>997（医疗） |
| 斯威士兰 | | 00277 | 85857708 | | | |
| 利比里亚 | | 00231 | 886555556 | 886555566 | consulate_lbr@mfa.gov.cn | 911、<br>0770800911、<br>00231-<br>770800911 |
| 卢旺达 | | 00250 | 784825635 | 252570843转123、71 | 252570848 | 112 |

续表

| 大使馆 | （总）领馆 | 区号 | 电话 | 备选电话 | 传真/电邮 | 当地常用报警电话 |
|---|---|---|---|---|---|---|
| 马达加斯加 | | 00261 | 20-2240856 | 330788188 | 20-2240215 | 117 |
| | 塔马塔夫 | 00261 | 20-5333801 | | 20-5332847 | 117 |
| 马里 | | 00223 | 20213597 | | 20213443 | 17 |
| 毛里求斯 | | 00230 | 52522618 | | 464556 | 999、112 |
| 毛里塔尼亚 | | 00222 | 46586507 | 45252070 | 45252462 | 17 |
| 摩洛哥 | | 00212 | 661193314 | 537-754056 | 00212-757519 | 19、112、177（城外） |
| 纳米比亚 | | 00264 | 811228200 | 61-402598 | 61-402655 | 61-10111 |
| 南非 | | 0027 | 123428826 | | 12-4307620 | 10111 |
| | 德班 | 0027 | 761742938 | | 31-5634827 | 10111 |
| | 开普敦 | 0027 | 723096634 | 21-6740593 | 21-6740993 | 10111 |
| | 约翰内斯堡 | 0027 | 715111494 | 11-7847241 | 11-8835274 | 10111 |
| 尼日尔 | | 00227 | 90325888 | 20371752 | 20723285 | 17 |
| 尼日利亚 | | 00234 | 8065842688<br>8138878872 | 9-4618661 | 9-4618660 | 00234-8032003913、00234-8061581938 |

## 欧洲国家

| 大使馆 | （总）领馆 | 区号 | 电话 | 备选电话 | 传真/电邮 | 当地常用报警电话 |
|---|---|---|---|---|---|---|
| 阿尔巴尼亚 | | 00355 | 692088899 | 4-2232385 | 4-2233159 | 2226801、129 |
| 爱尔兰 | | 00353 | 872239198 | 1-2690039 | 1-2839938、qwls66@gmail.com | 999 |
| 爱沙尼亚 | | 00372 | 5114016 | | 6016566 | 110 |
| 安道尔 | | 0034 | 91-5194242 | | 91-5192035 | 110 |
| 奥地利 | | 0043 | 68120192638 | 1-710364811 | 1-7103770 | 133 |
| 白俄罗斯 | | 00375 | 29-6286868 | | 29-2853681 | 102 |
| 保加利亚 | | 00359 | 878327703 | 9733873 | 2-9711081、2-9733122 | 166 |
| 比利时 | | 0032 | 476751182 | | 27792283 | 101、112 |
| 冰岛 | | 00354 | 8932688(手机) | | 5626110 | 112 |
| 波黑 | | 00387 | 62-442353 | | 33-215108 | 122 |
| 波兰 | | 0048 | 60-3445559 | 60-7291268 | 22-6355845 | 997、112 |
| | 革但斯克 | 0048 | 515290066 | 58-3402626 | 58-3402625 | 997、112 |
| 英国 | | 0044 | 2074368294（仅限非工作时间紧急领事协助） | 20-76311430（工作时间咨询电话） | 20-76369756 | 999 |
| | 爱丁堡 | 0044 | 7766667116 | 131-3371207 | 131-3371790 | 999 |
| | 曼彻斯特 | 0044 | 782-852-9201 | 161-2247443 | 161-2572672 | 999 |
| | 贝尔法斯特 | 0044 | 7895306461 | | chinacnbft@gmail.com | |

续表

| 大使馆 | （总）领馆 | 区号 | 电话 | 备选电话 | 传真/电邮 | 当地常用报警电话 |
|---|---|---|---|---|---|---|
| 丹麦 | | 0045 | 40764204 | | 39460878 | 112 |
| 德国 | | 0049 | 1736171052 | | 30-27588519 | 110 |
| | 法兰克福 | 0049 | 6969538633 | 69-75085545 | 69-75085530 | 110 |
| | 汉堡 | 0049 | 151-71998522 | | 40-82276022 | 110 |
| | 慕尼黑 | 0049 | 175-5452913 | | 89-17301619 | 110 |
| 俄罗斯 | | 007 | 4999518661 | 499-9518435 | 499-9518436 | 102 |
| | 哈巴罗夫斯克 | 007 | 9145440521 | | 4212-311759 | 02、020 |
| | 符拉迪沃斯托克领办 | 007 | 4232-497204 | | 4232-497459 | 102 |
| | 圣彼得堡 | 007 | 9602428006 | | 812-7144958 | 102 |
| | 伊尔库茨克 | 007 | 9647-301058 | | 3952781441 | 02 |
| | 叶卡捷琳堡 | 007 | 9221509999 | | 343-2535784 | 02 |
| 法国 | | 0033 | 153758840 | 667486393 | 153758806 | 17 |
| | 马赛 | 0033 | 671905835 | 671905835 | 491320038 | 17 |
| | 斯特拉斯堡 | 0033 | 609994464 | 388453225 | 388453223 | 17 |
| | 里昂 | 0033 | 785620931 | 632762197 | 437240099 | 17 |
| | 圣但尼馆 | 00262 | 692-236880、236788 | 262-989988 | 262-989698 | 17 |
| | 帕皮提 | 00689 | 456179 | 87715043、87295620 | 456201 | 17 |
| 芬兰 | | 00358 | 40-8677838、9-2289-0118 | 9-2289-0129 | 9-2289-0155 | 112 |
| 荷兰 | | 0031 | 70-30650683 | 684557449 | 613664691 | 112、0900-8844 |
| 捷克 | | 00420 | 233028898 | 728939951 | 233028845 | 158 |
| 克罗地亚 | | 00385 | 912303038 | | 1-4637012 | 92 |
| 拉脱维亚 | | 00371 | 26189539 | 67509123 | 67357025、67357024 | 02 |
| 立陶宛 | | 00370 | 6-8607740 | 5-2162972 | 5-2162682 | 102、112 |
| 卢森堡 | | 00352 | 621546555 | | 422423 | 113 |
| 罗马尼亚 | | 0040 | 21-2328858 | 21-2334188、722455618 | 21-2330684 | 112 |
| | 康斯坦察 | 0040 | 724433157 | 241-617833 | 241-612092 | 112 |
| 马耳他 | | 00356 | 23798805/4 | 99430946 | 21380251、21364730 | 122 |
| 马其顿 | | 00389 | 2-3213163 | 70-884627 | 2-3212500 | 192 |
| 摩尔多瓦 | | 00373 | 69103749 | 22-296104 | 22-295960 | 902 |
| 挪威 | | 0047 | 93066621 | 22492052 | 22920677 | 112 |
| 葡萄牙 | | 00351 | 963355431 | 21-3967748 | 21-3901240 | 112 |
| 瑞典 | | 0046 | 8-57936428/29 | 763383654 | 8-57936452 | 112、11414 |
| | 哥德堡 | 0046 | 31-842445 | 709395290 | 31-842349 | 112、11414 |
| 瑞士 | | 0041 | 764959218 | 313514593 | 313518256 | 117 |

续表

| 大使馆 | （总）领馆 | 区号 | 电话 | 备选电话 | 传真/电邮 | 当地常用报警电话 |
|---|---|---|---|---|---|---|
| | 苏黎世 | 0041 | 44-2011005 | 79-3070937 | 44-2091501 | 117 |
| 塞尔维亚 | | 00381 | 63590818 | 64-1946206 | 11-3693163 | 92 |
| 塞浦路斯 | | 00357 | 2-2352183 | 99561148（24小时） | 2-2353530 | 112、199、22808080、119 |
| 斯洛伐克 | | 00421 | 949693619 | 2-62804283 | 2-62804283 | 158 |
| 摩纳哥 | | 0033 | 491320267 | 671905835 | | |
| 梵蒂冈 | | 0039 | 3939110852 | | | |
| 塔希提岛 | | 0068 | 9456179 | | | |
| 圣马力诺 | | 0039 | 3939110852 | | | |

美洲国家

| 大使馆 | （总）领馆 | 区号 | 电话 | 备选电话 | 传真/电邮 | 当地常用报警电话 |
|---|---|---|---|---|---|---|
| 阿根廷 | | 0054 | 911-43992849 | 11-45478130 | 11-45451141、consulate_arg@mfa.gov.cn | 101、911 |
| 安提瓜和巴布达 | | 001 | 268-4621125 | 268-7831071 | 268-4626425 | 911、999 |
| 巴巴多斯 | | 001 | 246-4356890 | 246-8366219 | 246-4358300 | 211 |
| 巴哈马 | | 001 | 242-4672969 | 242-3931415 | 242-3930733 | 919、911、322-4444 |
| 巴西 | | 0055 | 61-999816188 | 61-21958207 | 61-33463299、consulate_bra@mfa.gov.cn | 190 |
| | 里约热内卢 | 0055 | 21-987625124 | | 21-25515736 | 190 |
| | 圣保罗 | 0055 | 11-996589618 | | 11-30624396 | 190 |
| | 累西腓 | 0055 | 81-73458118 | | | |
| 秘鲁 | | 0051 | 995203968 | 1-4429466 | 1-4429467 | 105 |
| 玻利维亚 | | 00591 | 72028168 | 2-2793851 | 2-2797121 | 110 |
| | 圣克鲁斯 | 00591 | 3-3444109<br>3-3445141 | 00591-69100687 | 3-3701158 | 110 |
| 美国 | | 001 | 202-2975697 | 202-6698024（非工作时间） | 202-686-9814 | 911 |
| | 旧金山 | 001 | 415-8525924(工作时间） | 415-2168525（非工作时间） | 415-8525920 | 911 |

续表

| 大使馆 | （总）领馆 | 区号 | 电话 | 备选电话 | 传真/电邮 | 当地常用报警电话 |
| --- | --- | --- | --- | --- | --- | --- |
| | 洛杉矶 | 001 | 213-807-8086，213-807-8008（工作时间） | 213-798-3368 213-219-0696（非工作时间） | 213-807-8091 consulatelosangeles@gmail.com | 911 |
| | 纽约 | 001 | 212-695-3125 | | 212-564-9387 | 911 |
| | 休斯敦 | 001 | 713-521-9215 | 713-302-8655（非工作时间） | 713-5210759 | 911 |
| | 芝加哥 | 001 | 312-805-9838 | 312-803-0103 | 312-803-0104 | 911 |
| 墨西哥 | | 0052 | 155-54073017 | 155-20936210 | 55-56160460 consularchinaenmexico88@gmail.com | 066 |
| | 蒂华纳 | 0052 | 16644920455 | 664-6816771 | 664-6219762 | 066 |
| 苏里南 | | 00597 | 8605165 | 454521 | 452540 | 115、471111 |
| 特立尼达和多巴哥 | | 001 | 868-6221832 | 868-6804309 | 868-6227613 | 999 |
| 委内瑞拉 | | 0058 | 414-3669883 | | 212-9935685 | 171 |
| 乌拉圭 | | 00598 | 99610637 | 2-6019997 | 2-6018508 | 911 |
| 牙买加 | | 001 | 876-8178987 | | 876-9276920 | 119 |
| 智利 | | 0056 | 2-22339880 | 2-22339898 | 2-22341129 | 133 |
| | 伊基克 | 0056 | 57-2217827 | 9-66127618 | 57-2217830 | 133 |
| 巴拿马（商代处） | | 00507 | 66779301或66779225（24小时） | 2654061/62（工作日8:30-16:00） | 2654051 | 104 |
| 洪都拉斯 | | 0050 | 689827147 | 9-66127618 | 57-2217830 | 133 |
| 巴拉圭 | | 0055 | 11996589618 | | | |
| 安圭拉 | | 0044 | 7551436721 | | | |
| 百慕大 | | 0044 | 7551436721 | | | |
| 英属维尔京群岛 | | 0044 | 7551436721 | | | |
| 蒙特塞拉特岛 | | 0044 | 7551436721 | | | |
| 圣赫勒拿岛 | | 0044 | 7551436721 | | | |
| 南乔治亚和南桑威奇群岛 | | 0044 | 7551436721 | | | |
| 特克斯和凯科斯群岛 | | 0044 | 7551436721 | | | |
| 圣马丁岛（荷属） | | 1268 | 4621125 | | | |
| 危地马拉 | | 0050 | 689827147 | | | |
| 尼加拉瓜 | | 0050 | 689827147 | | | |
| 萨尔瓦多 | | 0050 | 689827147 | | | |
| 多米尼克 | | 001 | 767-4490080 | 767-6161396、767-6177772 | 767-4400088 | 999 |

续表

| 大使馆 | （总）领馆 | 区号 | 电话 | 备选电话 | 传真/电邮 | 当地常用报警电话 |
|---|---|---|---|---|---|---|
| 厄瓜多尔 | | 00593 | 999459483 | 980607006 | 2-2444364 | 101、911 |
| | 瓜亚基尔 | 00593 | 959700792 | 4-2850611 | 4-2850125 | 101、911 |
| 哥伦比亚 | | 0057 | 3176370920 | 3562175 | 1-6223114 | 112、123 |
| | 巴兰基亚 | 0057 | 3165389203 | | 3783535、consulate_barranquilla@mfa.gov.cn | 112、123 |
| 格林纳达 | | 001 | 473-4059898 | | 473-4396231 | 911 |
| 哥斯达黎加 | | 00506 | 89827147 | 22914650 | 22914820 | 911 |
| 古巴 | | 0053 | 52858312（24小时） | 78360037 | 78333092 consulate_cub@mfa.gov.cn | 106 |
| 圭亚那 | | 00592 | 6246702 | 2274117 | 2259228 | 911 |
| 加拿大 | | 001 | 613-7893513 | 613-8788818 | 613-2412163 | |
| | 多伦多 | 001 | 416-5290068 | 416-6028853、416-9023796 | 416-3246468 | |
| | 卡尔加里 | 001 | 403-537-6916 | 403-998-6777 | 403-264-6656 | |
| | 温哥华 | 001 | 778-238-0003 | 604-730-9087 | 604-736-4343 | |
| | 蒙特利尔 | 001 | 4384016980 | 5144196748 | 5148789692、consulate_mtl@mfa.gov.cn | |

## 大洋洲国家

| 大使馆 | （总）领馆 | 区号 | 电话 | 备选电话 | 传真/电邮 | 当地常用报警电话 |
|---|---|---|---|---|---|---|
| 澳大利亚 | | 0061 | 418452387 | 02-62283958 | 02-62283993 | 000 |
| | 布里斯班 | 0061 | 406318178 | 7-32106509转200 | 7-30128096 | 000 |
| | 墨尔本 | 0061 | 417114584 | 408030426 | 3-98220320、3-98246340 | 000 |
| | 珀斯 | 0061 | 416132339 | 8-92220302 | 8-93254598 | 000 |
| | 悉尼 | 0061 | 413647168 | 2-85958029 | 2-85958021 | 000 |
| | 阿德莱德 | 0061 | 8-82688807 | （0）423680789 | 8-82688800 consulate_adelaide@mfa.gov.cn | 000 |
| 巴布亚新几内亚 | | 00675 | 76862675、76100629 | 76860166 | 3258247 | 112 |
| 斐济 | | 00679 | 9997287 | 9997321 | 3303585 | 911、3311222 |
| 密克罗尼西亚 | | 00691 | 3205575 | 3201646 | 3205578 | |
| 萨摩亚 | | 00685 | 28935 | 7772479 | 21115 | 995 |
| 汤加 | | 00676 | 7778846 | 24554 | 24595 | 922 |
| 瓦努阿图 | | 00678 | 23598 | 7796032 | 24877 | 22222 |

续表

| 大使馆 | （总）领馆 | 区号 | 电话 | 备选电话 | 传真/电邮 | 当地常用报警电话 |
|---|---|---|---|---|---|---|
| 新西兰 | | 0064 | 21528663 | 4-4749631 | 4-4990419 | 111 |
| | 奥克兰 | 0064 | 274905381 | 274881836 | 9-5250733 | 111 |
| | 克赖斯特彻奇 | 0064 | 33433650 | 211767288 | 33433647 | 111 |
| 基里巴斯 | | 00679 | 9997287 | 9997321 | 3303585 | |
| 图瓦卢 | | 00679 | 9997287 | 9997321 | 3303585 | |
| 瑙鲁 | | 00679 | 9997287 | 9997321 | 3303585 | |
| 帕皮提 | | 00689 | 87295620 | 87715043 | 456201 | |
| 帕劳 | | 00691 | 3205575 | 3201646 | 3205578 | |
| 马绍尔群岛 | | 00691 | 3205575 | 3201646 | 3205578 | |
| 新喀里多尼亚 | | 0033 | 615742537 | 153758840、667486393 | 153758806 | |

# 第三节 境外旅行中的常见疾病

是不是已经按捺不住激动的心情准备出游了呢？旅程中除了防范咱们熟知的传染性疾病，还需要警惕其他哪些传染性疾病呢？“小关”提醒在做旅游计划的同时，需要提前了解在旅途中可能对我们存在威胁的相关传染性疾病。本节将为你讲解旅程中可能遇到的几类传染性疾病及其检测手段，包括呼吸道传染病、虫媒传染病、细菌传染病和血液传染病中常见的几种传染性疾病。

## 一、呼吸道病毒竟然还有它

说到呼吸道病毒，我猜你肯定想说，流感！吞刀子、水泥鼻的感受记忆犹新，你懂我懂大家懂，简直不要太难受了啊！一些关于呼吸道疾病的相关言论是不是更新了你对呼吸道病毒的认知？

2023 年 5 月 31 日，美国疾病控制与预防中心（CDC）

在呼吸道病毒监测系统中报道称，2023年春季以来，人类偏肺病毒（HMPV）在美国各地区呈现高发态势，此病毒正在各大医院肆虐，尤其是重症监护病房和儿科医院。

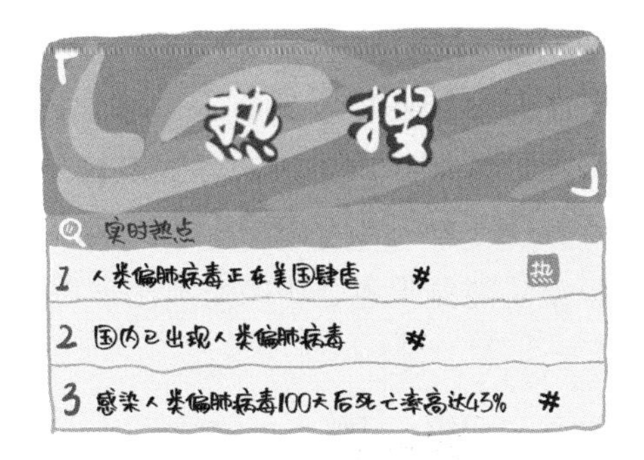


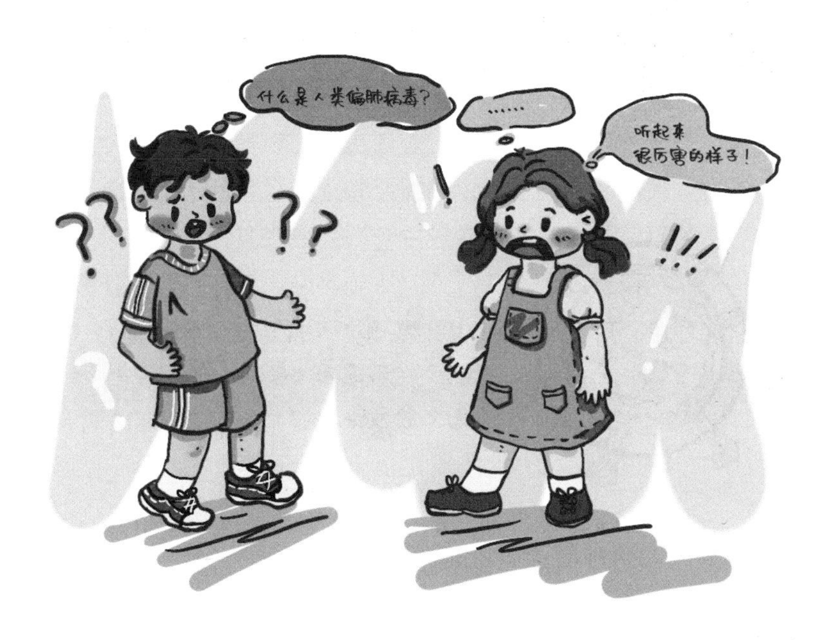


**1. 何为人类偏肺病毒？**

HMPV是一种单股负链RNA病毒，包含A亚群和B亚群，每个亚群有2个亚型（A1、A2、B1和B2），是引起人急性下呼吸道感染的主要病原体之一，其中B亚群不易发生变异，而 A 亚群容易发生变异，产生的亚型会像新冠病毒一样产生逃逸，从而使人体反复感染。感染者会出现上呼吸道感染和下呼吸道感染的情况，大多数复发性感染是无症状的，但有症状大多发生于幼儿或老年人，在老年人群中，存在潜在肺部疾病和免疫功能低下者，也有可能出现严重症状性疾病。

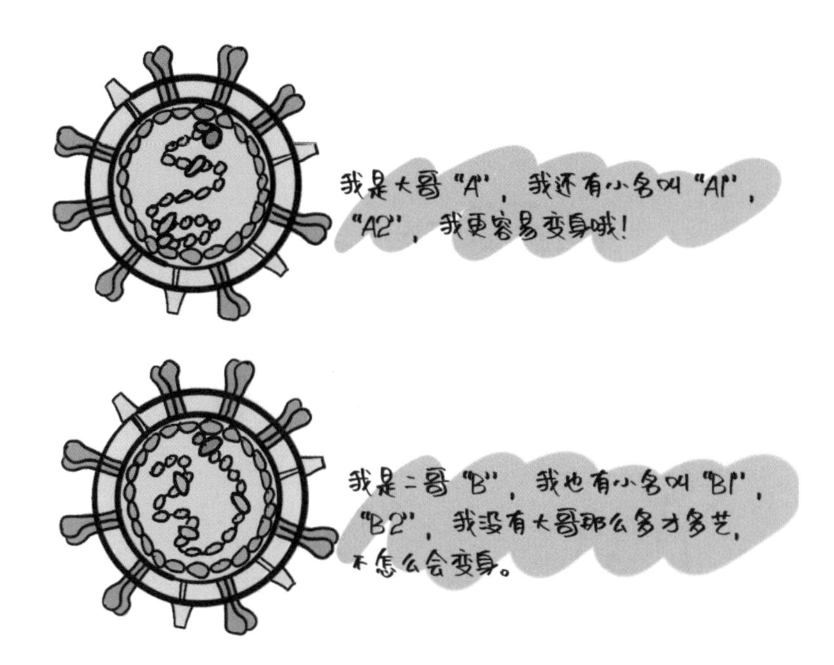


《柳叶刀全球健康》2020 年发布的一项研究表明，2018 年，在全球 5 岁以下儿童中有 1400 多万人感染 HMPV，其中 60 多万人住院，超 1.6 万人死亡。根据我国一项基于 9 省份长达 13 年的研究显示，5 岁以下儿童是该病毒的易感人群，检出率达 3.71%。HMPV 可引起单独感染，也可与其他呼吸道病毒合并感染。

### 2. 人类偏肺病毒是新产生的病毒吗？

早在 2001 年由荷兰学者首次从未知病原体引起的呼吸道感染患儿的鼻咽抽吸物样本中检出，2003 年《中国儿科杂志》的论文中就有它的身影了，血清学研究表明它至少已经存在 60 年，所以并不是什么新病毒，说不定你已经感染过了哦。

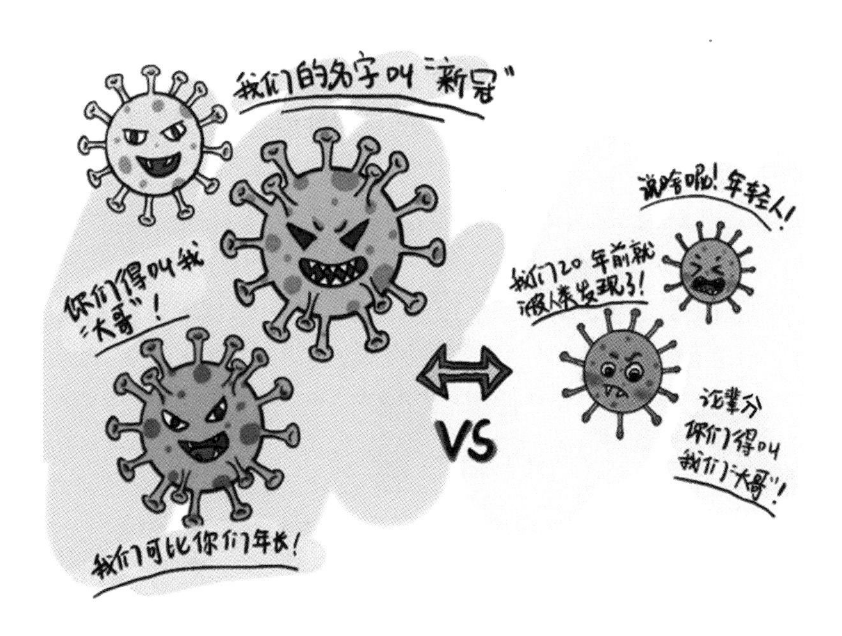


### 3. 感染人类偏肺病毒的临床表现

潜伏期 3 ～ 9 天，多为 3 ～ 6 天。症状多为上呼吸道感染症状，如咳嗽、发热（发烧）、流涕、鼻充血、咽喉痛；其次还有消化道症状，如腹泻、恶心和呕吐，有些还会出现急性中耳炎的鼓膜异常。

不同的病毒基因型或感染获得的免疫力不足，会发生再次感染。虽说成人通常只出现轻微的流感样症状，但在老年人、免疫力低下者或患有慢性肺部疾病者中也会出现并发症。

目前尚无特效药物和疫苗，治疗手段多为对症支持治疗，感染 HMPV 后通常症状较轻且有自限性，大多数人会在感染后 2～5 天自愈。实际上，我们现在市面上可见的有特效药或疫苗的都是应对有症状且又严重，传播又广泛的病毒性疾病，比如流感、麻疹，其他大部分的病毒性疾病都是没有疫苗的。

## 4. 这样做才能减少感染机会

首先咱得先知道传播途径再有针对性地进行预防。HMPV 传播途径有两种：一是接触污染的分泌物（大颗粒气溶胶、飞沫或污染物），二是密切接触感染者。

具体预防措施有：

（1）勤洗手。

（2）佩戴口罩。

（3）保持社交距离。

（4）避免触摸面部。

（5）室内通风。

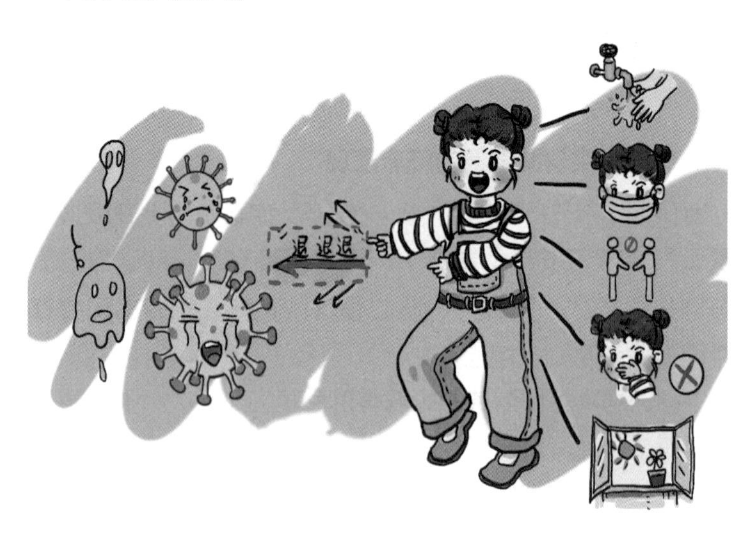

### 5. 病毒流行情况

HMPV 虽说全年均有检出，但其主要在冬春季盛行，且从 2023 年 4 月下旬开始，美国 HMPV 抗原和核酸阳性率从最高峰时期的 19.4% 和 10.8% 出现持续下降，到 5 月下旬已降至较低水平，以及我国疾病预防控制中心 2009—2019 年呼吸道监测数据显示，HMPV 在引起急性呼吸道感染的 8 种病毒中排名第 8 位，阳性率占比为 4.1%，远远低于流感病毒的 28.5%。一项 2023 年 6 种常见呼吸道病毒检查出情况及流行趋势分析中，6 种呼吸道病毒检测情况，排名如下：甲型流感（68%）、乙型流感（20%）、呼吸道合胞病毒（8%）、腺病毒（2%）、人副流感病毒 3 型（2%）和人副流感病毒 Ⅰ 型检出率相对较低。

## 二、当心肺结核来袭

“肺结核”，是不是听起来很厉害的样子？没错，它就是肺部疾病的潜伏者，悄无声息地侵入我们的身体。它是怎样影响健康的？咱们一起来看看吧！

### 1. 什么是肺结核

每年的 3 月 24 日是世界防治结核病日。据世界卫生组织统计，全球每天有近 2.8 万人感染结核病，每年导致 4 100 多人死亡，是当今严重危害公众健康的慢性疾病之一，其中肺结核是结核病中最常见的一种。

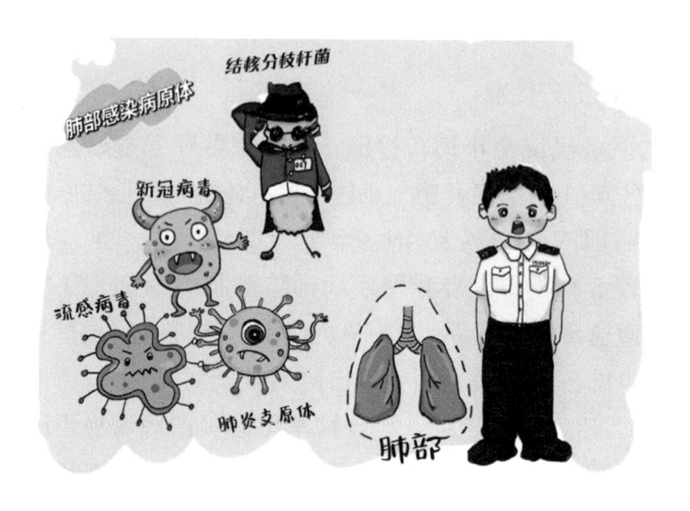


肺结核，又称为“肺痨”，是由结核分枝杆菌侵入人体后引起，主要通过呼吸道传播，每个人都有可能被传染。结核分枝杆菌可侵袭全身部位、组织，最喜爱在人体血液供应充足和含氧量高的地方栖息，其中以肺部最为严重。结核分枝杆菌的传播不受年龄、性别、种族、职业、地区的影响。它对酸、碱、自然环境和干燥均有抵抗力，在干燥痰内可存活 6 ～ 8 个月，但是对湿热、酒精和紫外线敏感。

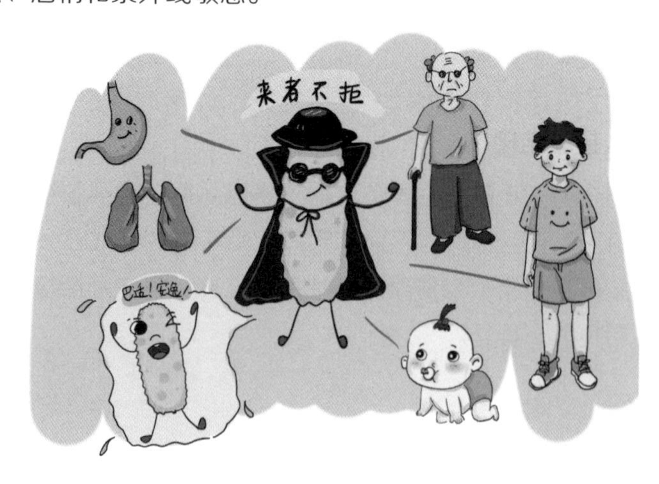

## 2. 肺结核如何传播

1）传染源

结核分枝杆菌是引起肺结核的元凶，具有很强的传染性和致病性。通过痰液排出结核分枝杆菌的肺结核患者就是传染源。

2）传播途径

主要通过呼吸道传播。肺结核患者咳嗽、随地吐痰、打喷嚏或者近距离大声说话使结核分枝杆菌散播到空气中，健康人吸入带有结核分枝杆菌的飞沫就可能被感染。

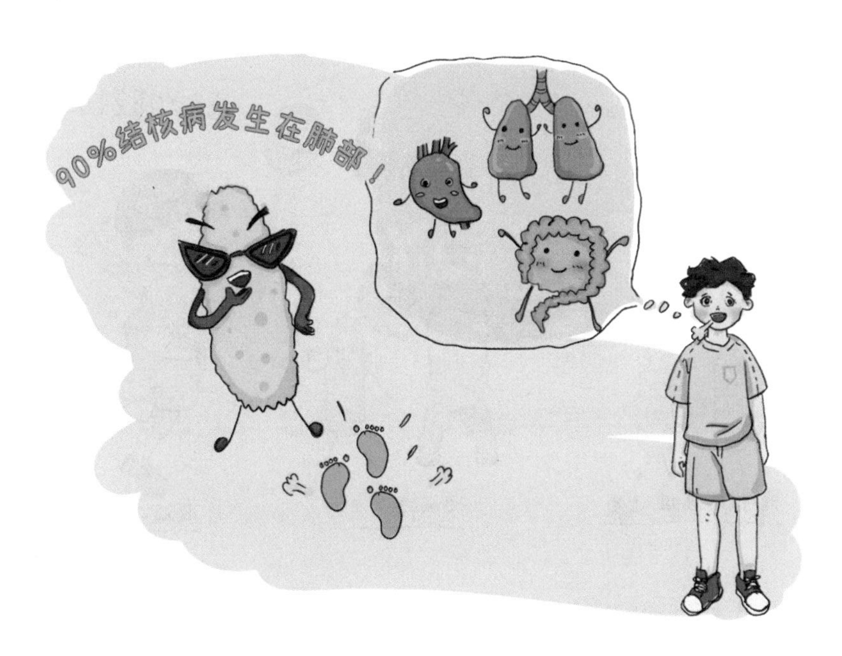


3）易感人群

所有人群均易感！

（1）与肺结核患者同住，同室工作、学习的人都是肺结核的密切接触者，有可能受到结核分枝杆菌的感染，尤其在密闭空间中，被感染的概率更高。

（2）艾滋病病毒感染者、免疫力低下者、免疫抑制剂使用者、糖尿病患者、尘肺病患者、老年人、婴幼儿等都是易感人群。

4）潜伏感染者是否发病的决定因素

有的人感染结核分枝杆菌后不会发病，会处于潜伏感染状态。感染后是否发病取决于菌群数量、菌群毒力的强弱、感染者自身的免疫状况。只有当抵抗力下降时，潜伏在体内的结核分枝杆菌开始生长繁殖，才会导致发病，被感染者一生中发展成为活动性肺结核的风险为 5% ～ 10%。

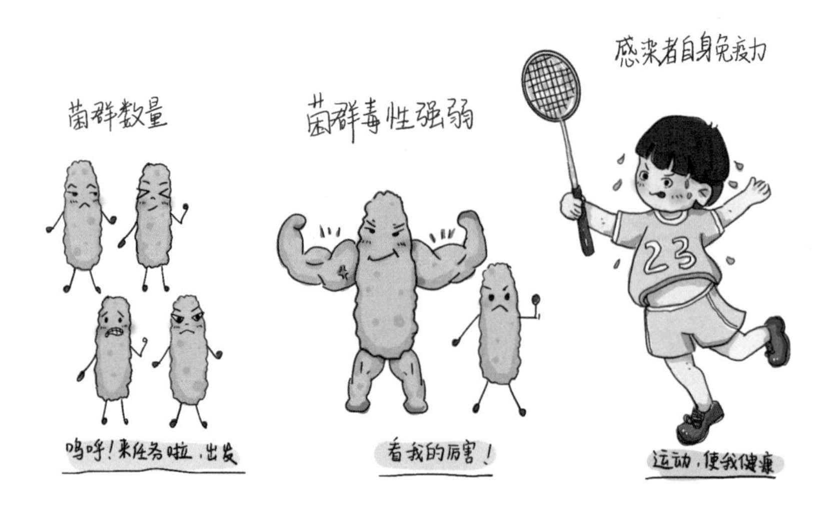


### 3. 肺结核的症状

主要症状是咳嗽、咳痰，如果这些症状持续 2 周以上，则高度怀疑感染结核分枝杆菌，应及时到医院就诊。

肺结核患者还会伴有痰中带血、低热（低烧）、夜间出汗、午后发热、胸痛、疲乏无力、体重减轻、呼吸困难等症状。

咳
咳
咳
kong
kong
咳嗽、咳痰（2周以上）
痰中带血
夜间出汗，午后发热
疲乏无力，呼吸困难

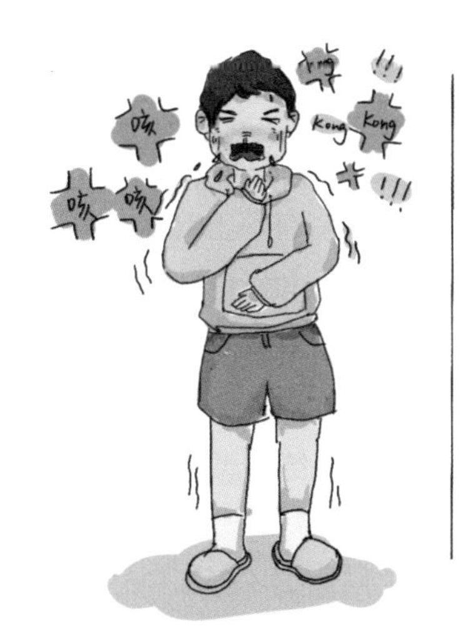

### 4. 得了肺结核怎么办

肺结核其实并不可怕，是可防可治的，按照医生的要求规范治疗，绝大多数肺结核患者都可以治愈。但是如果不规范治疗，容易发展为耐药肺结核，一旦耐药，就会导致治愈率低、治疗时间长、治疗费用高，社会危害大。

抗生素来了
Boom
看我怎样打败你们

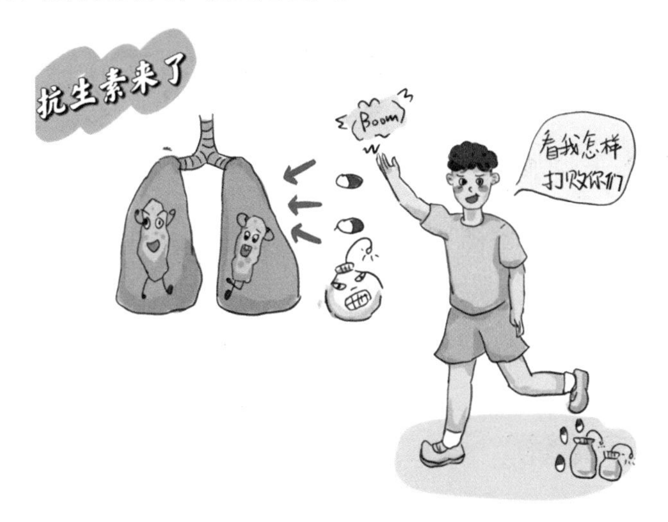

### 5. 如何预防肺结核

1）控制传染源

“五早”：早发现、早诊断、早报告、早治疗、早隔离。

对肺结核患者的建议：

①咳嗽、打喷嚏时，应避让他人、遮掩口鼻。②不随地吐痰，要将痰液吐在带消毒液的痰盂中，不方便时可将痰吐在消毒纸巾或密闭封痰袋里。③尽量不去人群密集的公共场合，如必须去，应当佩戴好口罩。④居家治疗的肺结核患者，应尽量与他人分室居住，保持居室通风，佩戴口罩。

2）切断传播途径

增强个人卫生意识，勤洗手、戴口罩、物品表面定期消毒。

3）保护易感人群

加强营养、充足睡眠、适当运动，提高人体抵抗力。新生儿接种卡介苗可预防儿童重症肺结核和结核性脑膜炎。

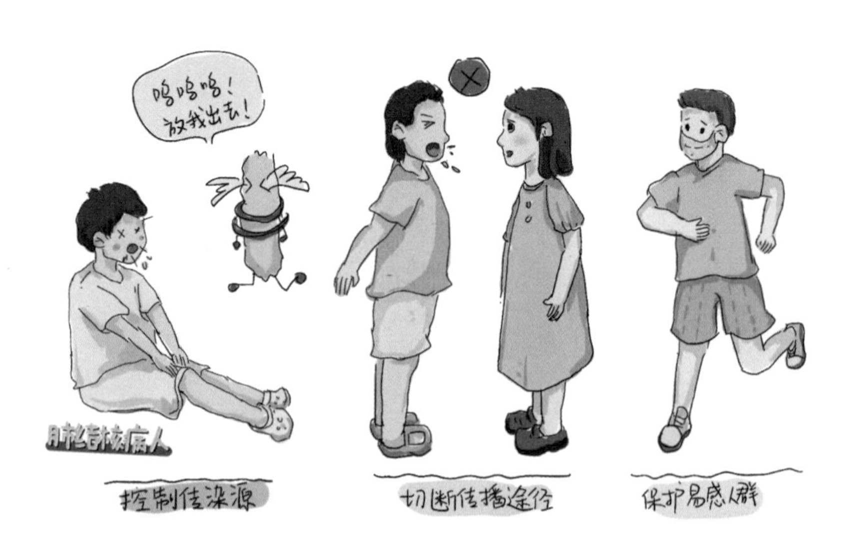

记得哦！
温馨提示
请仔细阅读

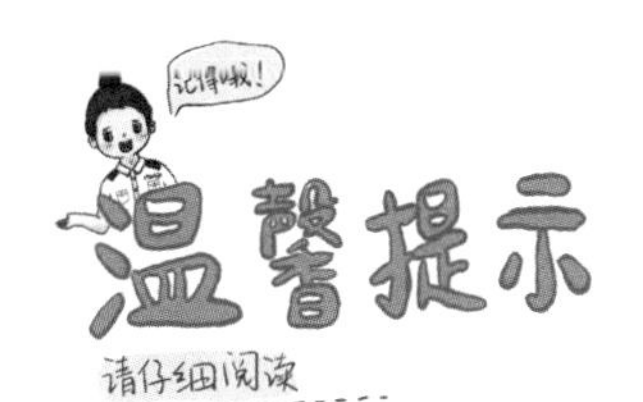

1. 肺结核患者准备出境前应前往当地国际旅行卫生保健中心进行健康咨询，以及了解目的地肺结核流行情况。

2. 做好相应的医疗保护措施，提前了解目的地医院情况，如在境外出现疑似症状或是疾病活动期，及时前往医院就诊。

3. 疑似与肺结核患者有过接触，归国后可自查或前往医院进行相关医学检查。

## 三、疟疾，那些你不知道的事儿

小时候，每当我们发热（发烧），一会儿冷一会儿热，长辈们总是说："是不是打摆子了？"

"打摆子"就是疟疾，过去它在中华大地肆虐过，曾每年致 3 000 万中国人发病、30 万人死亡。2021 年 6 月 30 日，WHO 宣布中国通过消除疟疾认证，成为 WHO 西太平洋区域 30 多年来第一个获得无疟疾认证的国家。然而，中国消除疟疾并不意味着没有疟疾，2022 年，全球仍有 85 个国家和地区有疟疾流行，由于出入境人员流动等原因，对已经消除疟疾的国家和地区的人群健康仍构成严重威胁。

-发热
-发冷
-出汗
你是不是"打摆子"？

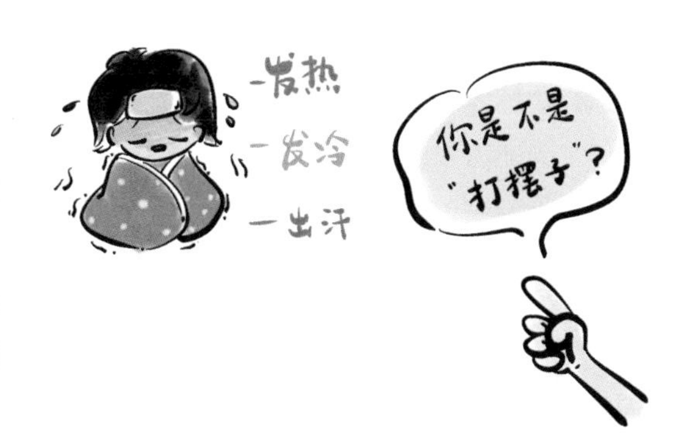

## （一）疟疾的“始作俑者”

“得了疟疾有什么症状啊？”

“轻则高烧、打寒战、出汗、头疼、恶心、呕吐、贫血，重则死亡。”

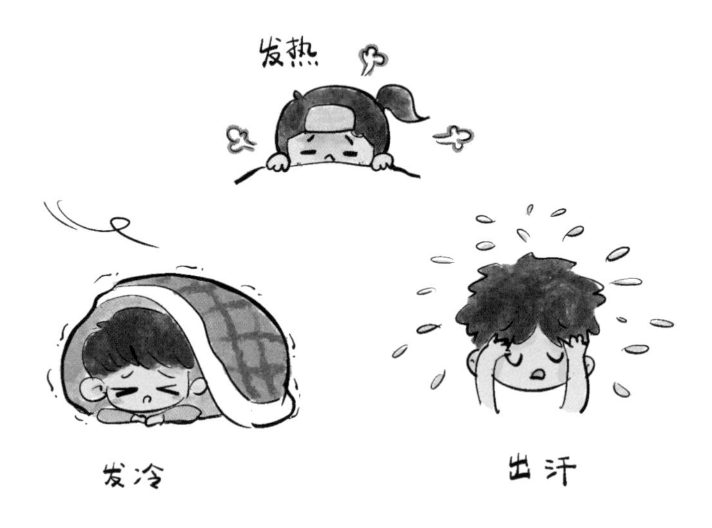


“啊！那么可怕啊，那疟疾是谁造成的呢？”

“你觉得呢？”

“我觉得能引起发烧的多半是病毒，就像流感病毒。”

“不对！”

“那肯定是细菌。”

“不对！是一种寄生虫——疟原虫。你知道它是怎么传播的吗？”

“咳嗽？打喷嚏？亲密接触？”

“都不是，它既可以通过蚊媒传播，也可以通过血液或母婴传播！”

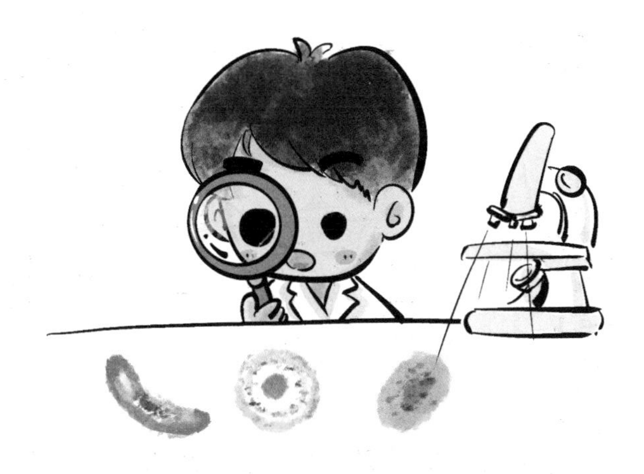

由于过于古老，疟疾起源存在诸多谜点，过去人们并不清楚疟疾是如何发生的。虽然人们在经验中，早已清楚地知道疟疾与沼泽和热带雨林有关，但是疟疾的具体发病原因和传播途径直到19世纪末才被搞清楚。科学家首先用显微镜找到了疟原虫。但是，它是怎样进入人体的呢？科学家最早开始怀疑蚊子可能传播疟原虫，但当时用来实验的蚊子是不传播疟原虫的库蚊和伊蚊，而不是携带疟原虫的按蚊，所以没能在叮咬疟疾病人的实验蚊中找到疟原虫。最后用按蚊重复了上述实验，结果在其体内发现了疟原虫。于是，人们才知道疟疾的传播确实是由按蚊叮咬引起的。

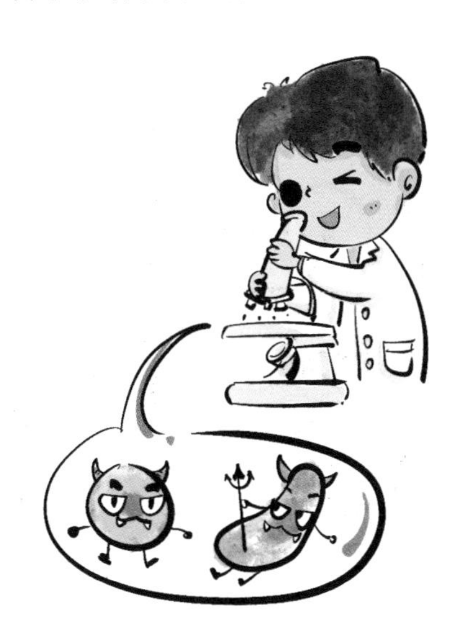

这是
我的舞台!
回家吧
……
按蚊
伊蚊,俗称"花蚊子"

是什么让疟疾如此猖獗呢?疟疾的始作俑者是疟原虫,而恼人又常见的蚊子则是疟原虫的帮凶。

我和按蚊老弟
共同造成疟疾
流行
疟原虫

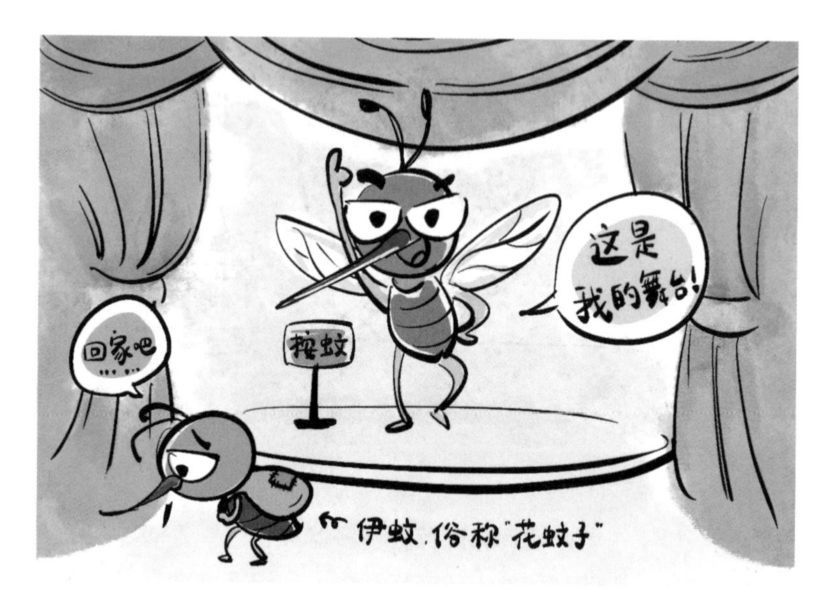

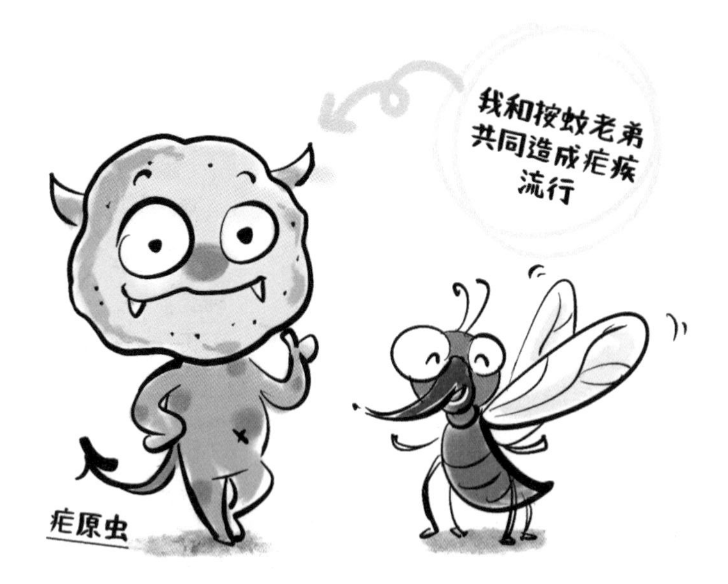

后来，人们的陆续的研究表明，寄生在人体的疟原虫家族中有“四兄弟”，即“老大”恶性疟原虫、“老二”间日疟原虫、“老三”三日疟原虫和“老四”卵形疟原虫。

## （二）疟原虫的“作战路线图”

疟原虫“四兄弟”中最凶险的莫过于“老大”恶性疟原虫了，其他三兄弟的致死率并不高。

人被带有疟原虫的按蚊叮咬之后，疟原虫便在人体中为非作歹，我们的身体首先会感觉特别冷，之后我们身体里免疫军团细胞前来围剿，焦灼的战役又会让我们发热。趁人体的免疫军团放松警惕，疟原虫转战人的肝脏中，继续它们的“寒冷谋杀”计划。疟原虫孢子开始在肝细胞内进行“无性繁殖”，它们一点一点地长大，直到数量足够大时，肝细胞破裂，随后便进入血液中的红细胞，随着进一步“有性繁殖”，最后红细胞破裂，将它们的子代释放出来。此时，血液里面也有大量疟原虫雌雄配子，蚊虫吸食血液后，配子在蚊虫体内变为子孢子（类似虫卵），蚊虫通过叮咬将疟疾传播给下一个人。

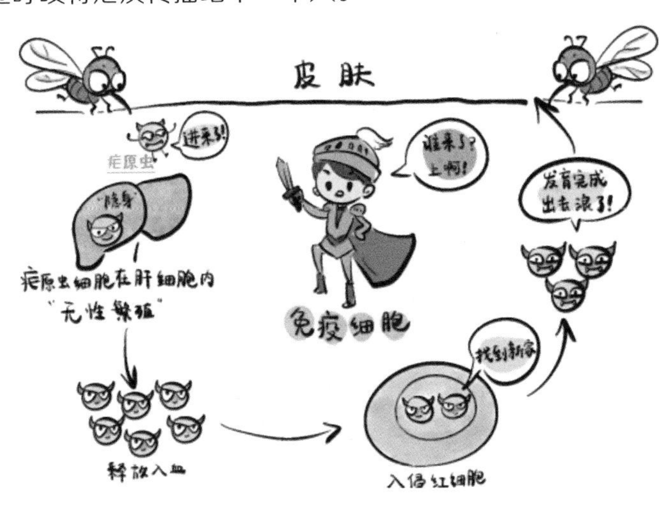

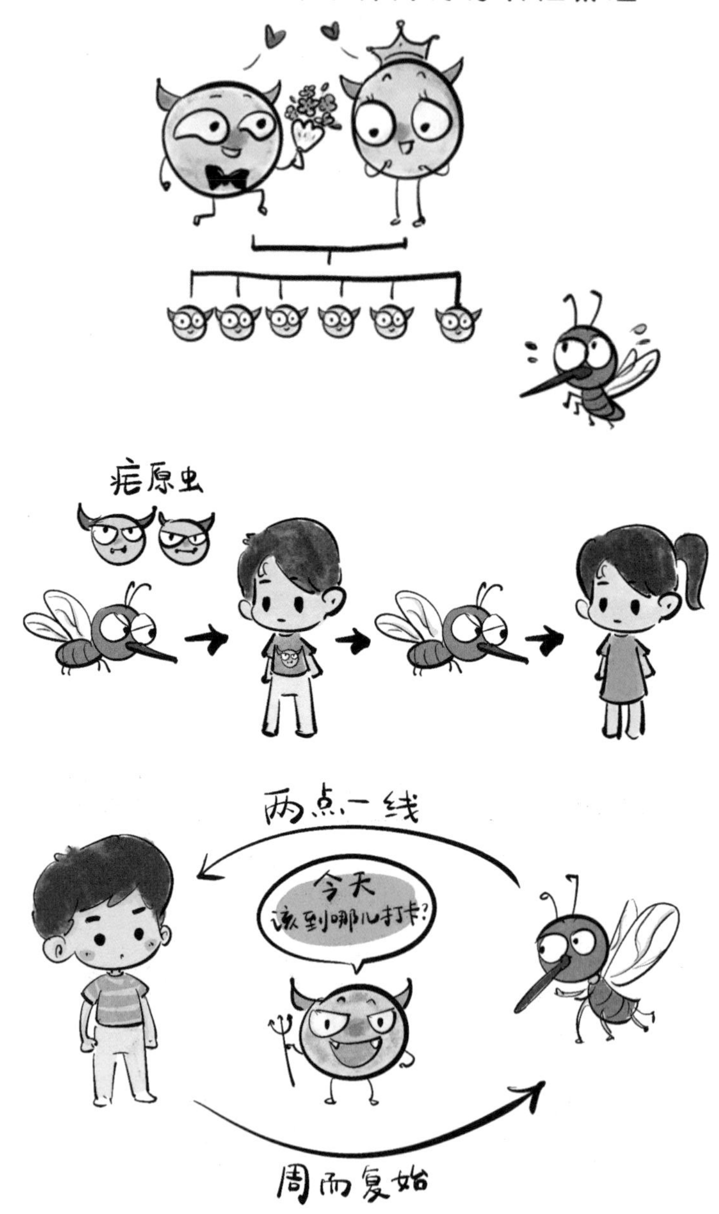
雌雄配子体在蚊子体内进行有性繁殖
疟原虫
两点一线
今天
该到哪儿打卡?
周而复始

### （三）疟疾“大作战”——防蚊！防蚊！防蚊！重要的事情说三遍

尽量避免蚊虫出现的高峰期，尤其是黄昏、夜晚到野外去活动。如果必须在野外从事活动，就穿长袖衣服和裤子，有皮肤暴露的地方要涂抹防蚊物质，避免被叮咬。睡觉前可以喷洒驱蚊药或杀蚊药、点蚊香，睡觉时最好用蚊帐。门最好安上纱窗或纱帘，防止蚊虫进入屋内，这是常见的预防疟疾的方法。

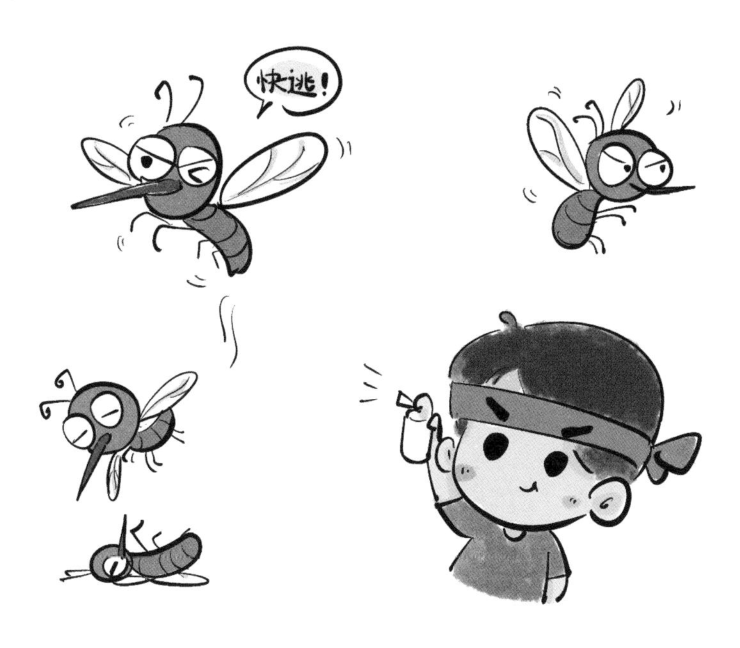


### （四）疟疾“克星”

根治疟疾要规范，全程、足量服药最关键！疟疾是一种可治愈的传染病，在治疗上已经有很多高效的抗疟药。其中，最为中国人所熟知的，是中国中医科学家屠呦呦从中药中分离出的抗疟药物青蒿素，屠呦呦也凭此获得2015年诺贝尔生理学或医学奖。只要病人积极配合，做到早就诊、早诊断、早治疗，就可以早康复。否则很容易造成病情延误，导致重症和死亡病例的发生。

出行小贴士

1. 出国前，要了解所去国家或地区的疟疾流行情况，可到海关国际旅行保健中心、疾控中心咨询掌握疟疾相关的防控知识，增强防疟意识。

2. 在国外期间，尤其是在非洲，要避免被蚊虫叮咬，在居住地应使用蚊帐，住有纱窗纱门的房子，外出时可涂抹驱蚊剂等；如果感觉有畏寒、发热、出汗等症状，应及时到医院就诊，遵医嘱接受全程规范治疗。

3. 回国后，若出现发热症状，应及时到县级以上医院就诊，并告知医生有出国史，若疑似疟疾，应遵医嘱接受规范诊治。

## 四、小心“叮”上你——登革热

一到夏天，
蚊子来啦，嗡，嗡，嗡……
你是不是被一群“犯罪团伙”“叮”上了？
它们是不是还送给你很多“红包”呢？

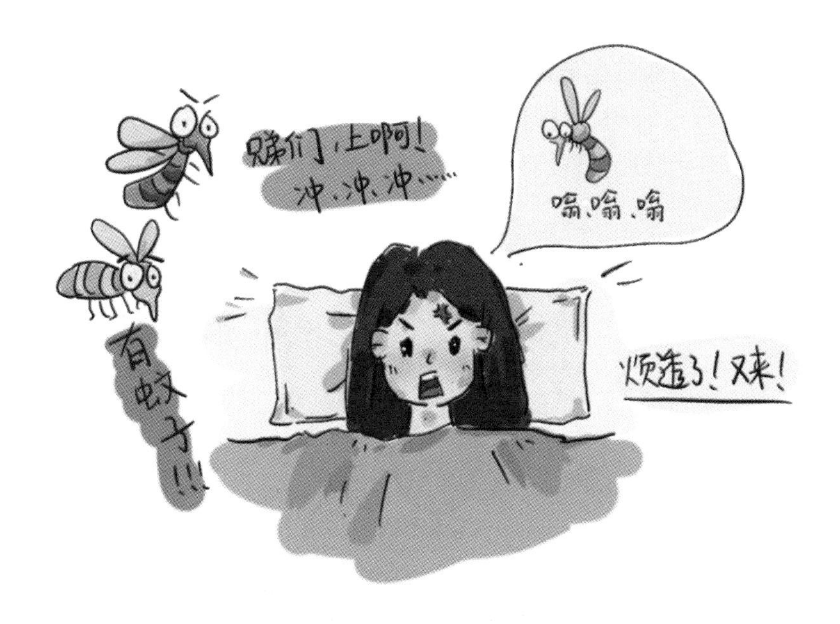


1. **什么是登革热？**

登革热（Dengue Fever）是登革病毒经虫媒传播引起的急性虫媒传染病，常在夏秋季节高发。感染后可导致隐性感染、登革热、登革出血热。据 WHO 报道，登革热广泛流行于热带和亚热带的 100 多个国家和地区（东南亚、西太平洋地区、美洲、地中海中部和非洲等），其中以南美洲、东南亚和西太平洋地区的国家较为严重；我国登革热以输入性病例为主。

2. **传播特点**

登革热是严格的伊蚊媒介传染病，我国登革热的传播媒介是白纹伊蚊和埃及伊蚊，也就是咱们所称的“花蚊子”。通过病人/隐性感染者—伊蚊—健康人的途径不断传播，人与人之间通过伊蚊间接传播疾病。病毒在伊蚊体内经 8 ～ 10 天的增殖后，就可以通过叮咬传给健康人。人感染后潜伏期一般为 3 ～ 15 天，多数为 5 ～ 8 天，并且传播速度快，短时间便能感染大范围人群，所有年龄段人群均易感。

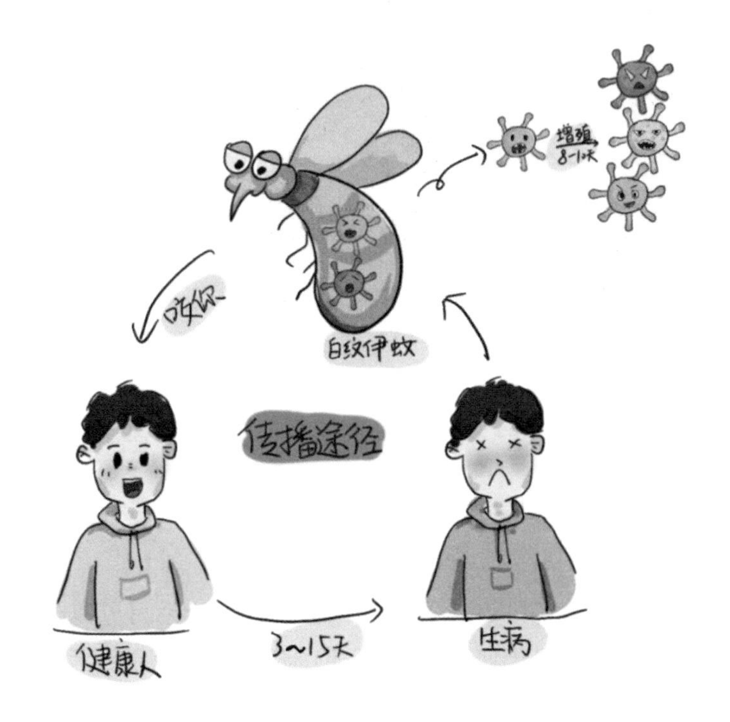


### 3. 临床特点

（1）主要症状为突发高热（发热≥ 38℃）：起病急，发热伴畏寒，24 小时内体温可达 39℃。

（2）三痛：头痛、眼眶痛、关节肌肉和骨骼疼痛。

（3）三红：面、颈、胸部潮红，似“酒醉状”，甚至出现眼结膜充血、鼻和牙龈出血。

（4）病程 5 ～ 7 天，多出现多样性皮疹、皮下出血，以麻疹样和出血样皮疹为主，不高出皮肤，皮疹分布于四肢躯干部或头面部，伴有痒感。

**4. 被“叮”上了，怎样判断是否中招**

除以上临床症状外，加上在 2 周内曾到登革热流行的国家或地区逗留，或自己生活与活动的社区、街道，甚至城市范围内有登革热的发生，应考虑自己有感染登革热的可能，及时就诊，并采取防蚊隔离，防止疾病进一步地扩散。

注意啦，注意啦，登革感染还有一个特点，首次感染轻微，二次感染凶险！登革病毒分为 4 种类型，感染其中一种后，仍有感染其他三种的可能，并且二次感染异型登革病毒导致重症登革热的概率更大，最终可导致休克或者死亡。

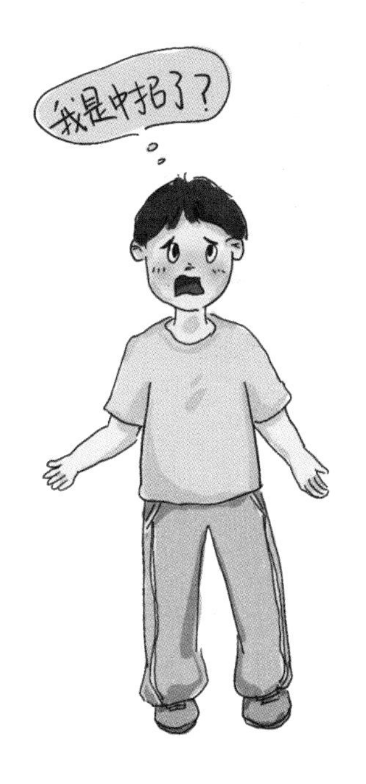


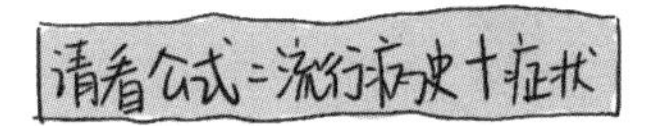


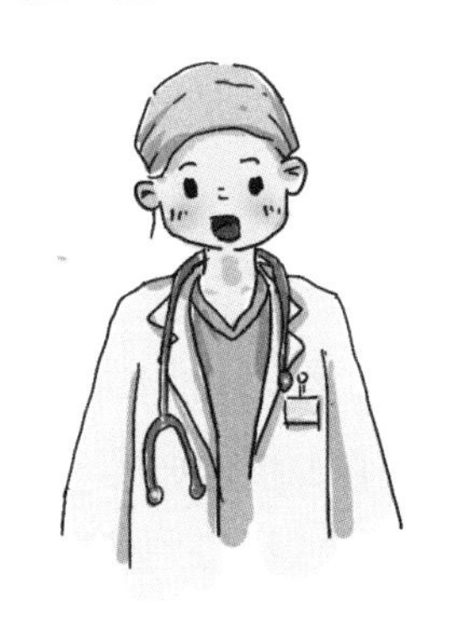

## 5. 预防措施

最重要的是防蚊灭蚊!

白纹伊蚊多栖息在滋生场所附近，室外主要在阴暗避风处，室内则倾向于停留在墙上，桌椅上和床下、悬挂的衣服上等处。

埃及伊蚊是典型的“家蚊子”，主要栖息在室内避风阴暗处，在水缸脚、碗柜背后、卧室床底、墙角、蚊帐等处，尤其悬挂的有汗渍的黑衣服更是他们喜爱的栖身地。

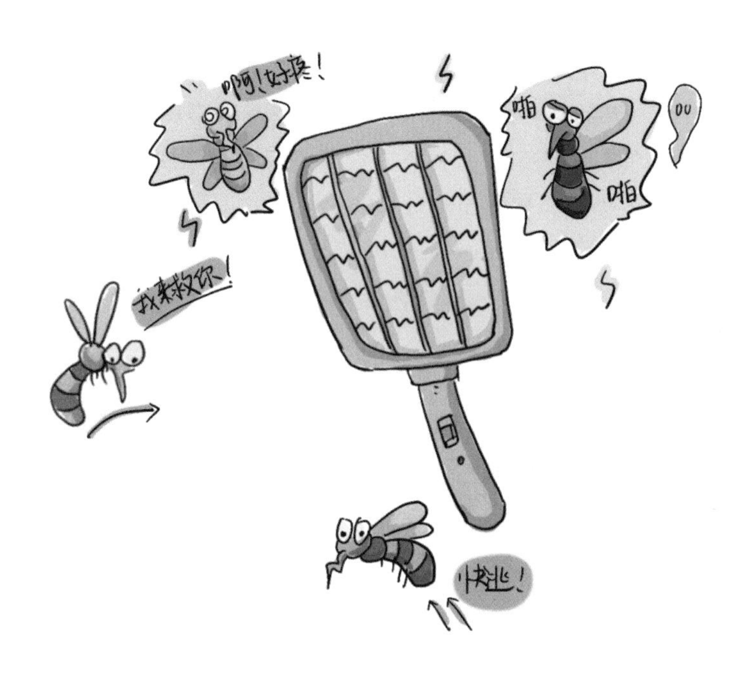


具体措施如下:

1）做好卫生清洁，清除滋生地

（1）翻盆倒罐，定期清理家及周围各类的无用积水。

（2）定期做好家里卫生，尤其要关注各种卫生死角和避风阴暗处。

（3）人、畜饮用水容器或其他积水容器5～7天彻底换水一次。

（4）家中少养水生植物，已种养的容器5～7天彻底换水一次。

（5）堆在室外能积水的容器须做好遮盖，防积水。

（6）家周围的环境植被可用卫生杀虫剂灭伊蚊成蚊。

2）做好防蚊灭蚊工作

室内防蚊：装蚊帐、纱门、纱窗；使用蚊香、杀虫剂、驱避剂。

外出防蚊：穿浅色的长袖、长裤；喷涂含避蚊胺（DEET）成分的驱避剂。

避免在凉亭、草丛等易滋生蚊虫地方久留。

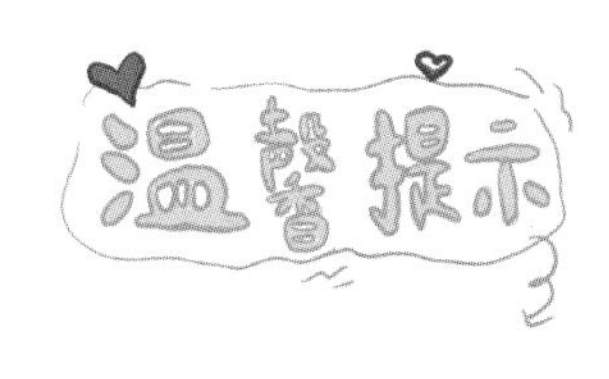


出国前：可向当地国际旅行卫生保健中心或疾控中心进行旅行健康咨询，了解目的地登革热的流行情况，提前做好防护准备。

国外期间：外出旅行尽量选择环境好，防护措施完善的酒店，避免蚊虫叮咬，一旦出现症状，请及时到医院就诊和治疗。

入境时：若出现发热症状，应主动进行健康申报，配合海关卫生检疫人员进行相关检测。

归国后：出现相关症状，立即向当地国际旅行卫生保健中心咨询、排查，或者到医院就诊并告知医生国外旅居史。

## 五、黄热病

黄热病，很多朋友听到这个名字是不是感到害怕了呢？黄热病不仅名字有点不好听，还是一种非常有名的传染病呢！

### （一）黄热病名字的由来

黄热病（yellow fever），又称“黄杰克”“黑呕”，是由黄热病病毒引起的急性病毒性疾病，“黄”指的是患者出现黄疸，“热”主要指高热，这就是它的名字由来。

黄热病主要流行于非洲和南美洲的热带和亚热带地区，呈地方性流行，由于它造成的死亡率高和传染性强，已经被 WHO 纳入规定为检疫传染病，在中国也被定为甲类传染病。

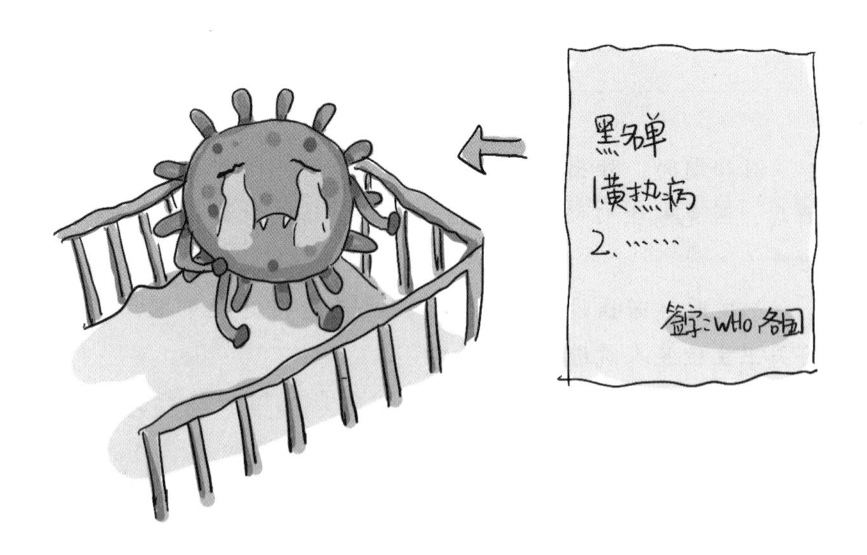

## （二）黄热病的传播及症状

### 1. 传染源

黄热病按照传播模式分为城市型和丛林型。城市型黄热病主要的传染源是患者或是隐性感染者，起病 3 天内传染性最强；丛林型黄热病的主要传染源是热带丛林中的猴子以及其他灵长类动物。

### 2. 传播途径

城市型：传播模式“人—埃及伊蚊—人”，主要发生于人口密集的城市，对人类危害最大，一旦流行容易引起暴发。

我先撤了！
为什么？
我也想表演。
我的主场，
退下吧。
埃及伊蚊
城市型

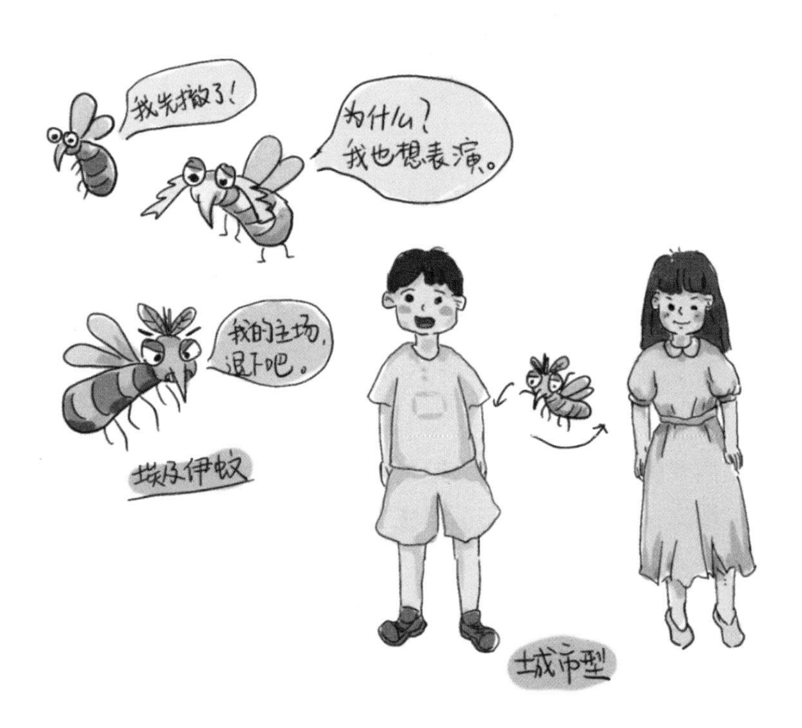

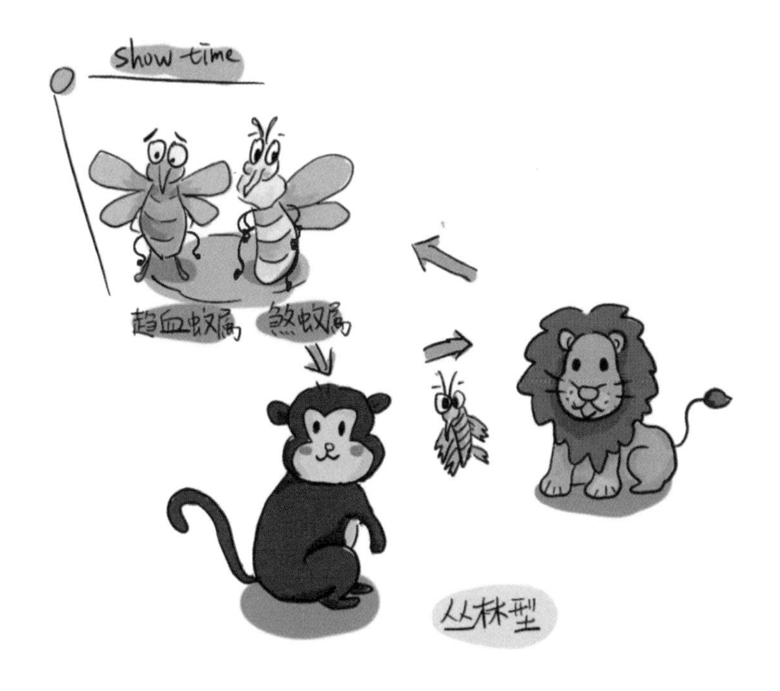


丛林型：主要发生于草原地区，传播媒介主要有驱血蚊属、煞蚊属。通过蚊叮咬，吸血感染后，体温达 37℃，经 4 天即能传播。受感染的蚊可终生带毒，并可经卵传递。

### 3. 易感人群

人群普遍易感！

高暴露人群：与病毒、蚊、黄热病患者接触机会多的人群。

地区：有黄热病流行区居住或旅行史人群更容易患病，尤其未接种疫苗者。

免疫力低下：如儿童、慢性病患者。

季节：在蚊虫繁衍季节更容易发生疾病的传播，非洲和南美洲流行季节多在 1～4 月。

### 4. 临床症状

感染后，潜伏期 3～6 天，多数症状较轻，可仅表现为发热、头痛、轻度蛋白尿等，持续数日即可恢复。重症患者发生在约 15% 的病例，病程经历可分为 4 期：

◎感染期

急性高热伴寒战、剧烈头痛及全身痛，明显乏力、食欲减退、恶心、呕吐、腹泻或者便秘等。

◎缓解期

发热部分或完全消退，症状缓解，持续数小时至 24 小时。

◎中毒期

发热与症状复现，且加重。此期毒血症消退，出现肝、肾、心血管功能损伤以及出血症状。

◎恢复期

体温下降至正常。症状和蛋白尿逐渐消失，但乏力可持续 1～2 周或更久。此期仍需密切观察心脏情况。

## （三）预防措施

1. 管理传染源、切断传播途径，防蚊灭蚊是重点！

2. 两个“必杀技”，一是接种疫苗，二是避免蚊虫叮咬。

黄热病可通过接种疫苗有效预防，旅行前先了解当地疫情流行情况，有出境计划的人员，包括在黄热病疫区居住或前往疫区旅行的人员，都要求必须预防接种。疫苗接种一剂即可，接种后 7～10 天产生抗体，保护期可有 30～35 年。

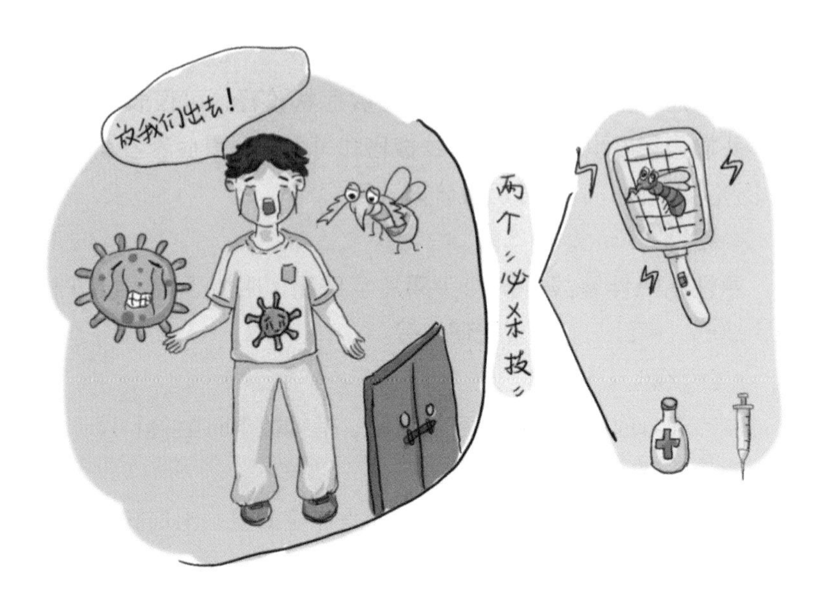


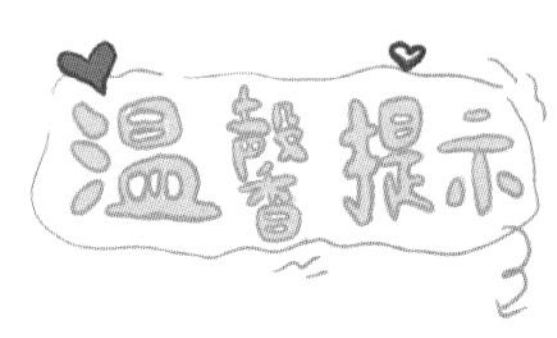


外出旅行、户外活动时，须喷驱蚊水、戴驱蚊手环、穿长袖或者防蚊衣，防止蚊虫叮咬。旅途住宿时，尽量租住卫生条件好，有空调的酒店，睡觉时使用蚊香、蚊帐。

入境时，如果出现发热、畏寒等症状，应及时申报，做好健康检查工作。境外旅行或者入境后若发现不适，应及时就诊，并主动告知医生旅行史及蚊虫叮咬情况。

## 六、猴痘

2023 年 5 月 11 日，WHO 宣布猴痘疫情不再是构成“国际关注的突发公共卫生事件”。2023 年 6 月 6 日，北京相关医疗机构报告两例境外输入猴痘病例，此后全国各地陆续报道确诊病例，猴痘再次引起大众关注。那猴痘到底是什么来头，就是猴子身上长的“痘”？跟平常我们身上长的“痘”有啥不一样？

那还真不是一个“痘”这么简单，我们一起来看看吧！

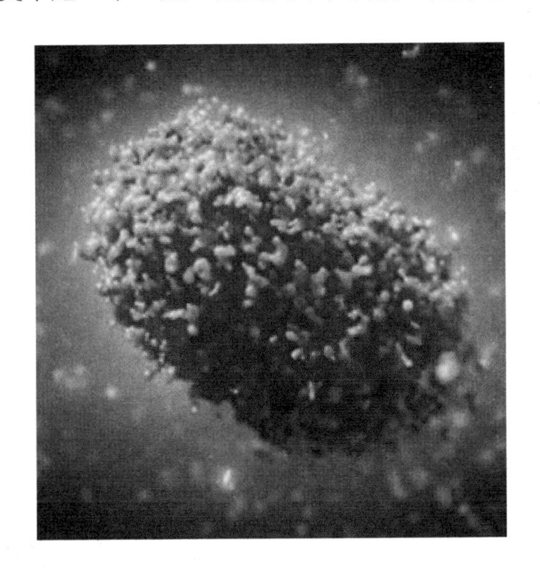

## （一）什么是猴痘？

猴痘是一种由猴痘病毒感染引起的疾病，是人畜共患病（一种从动物传播给人类的病毒），痘病毒是病毒粒最大的一类 DNA 病毒，结构复杂，猴痘病毒分为西非和刚果盆地两个分支，其中西非分支病死率约为 3.6%，刚果盆地分支病死率约为 10.6%，截至 2023 年 5 月 31 日，全球报告 87 858 例确诊病例，涉及 111 个国家和地区，其中死亡 143 人。

西非
分支
3.6%
别客气呀！
别退群呀！
冠军奖杯给
你们吧！
这场比赛我不
想赢了！
10.6%
刚果
盆地分支

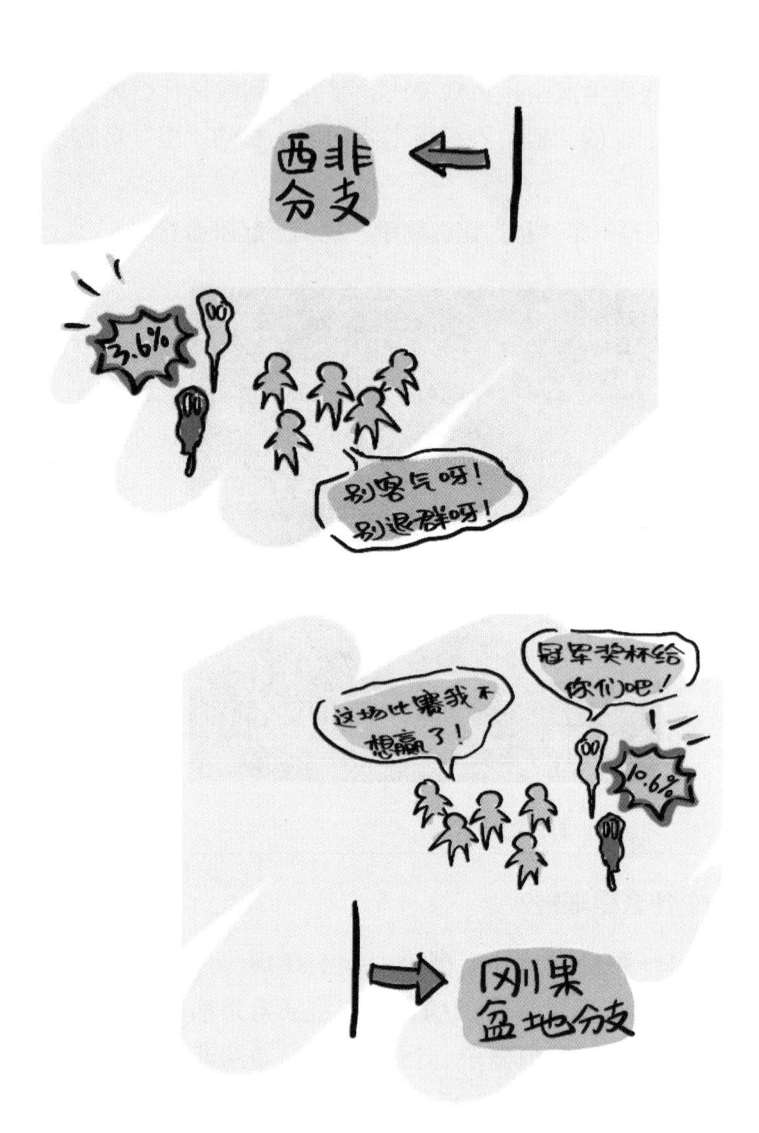

1958 年，科学家首次在实验室猴子身上发现该病毒，并将其命名为“猴痘病毒”。自 1980 年人类消灭天花后，猴痘病毒已成为最严重的正痘病毒。

1958年发现"猴痘"
1980年，天花被消灭，"猴痘成王"
看我的厉害
I'm the king of the world
天花病毒
猴痘病毒

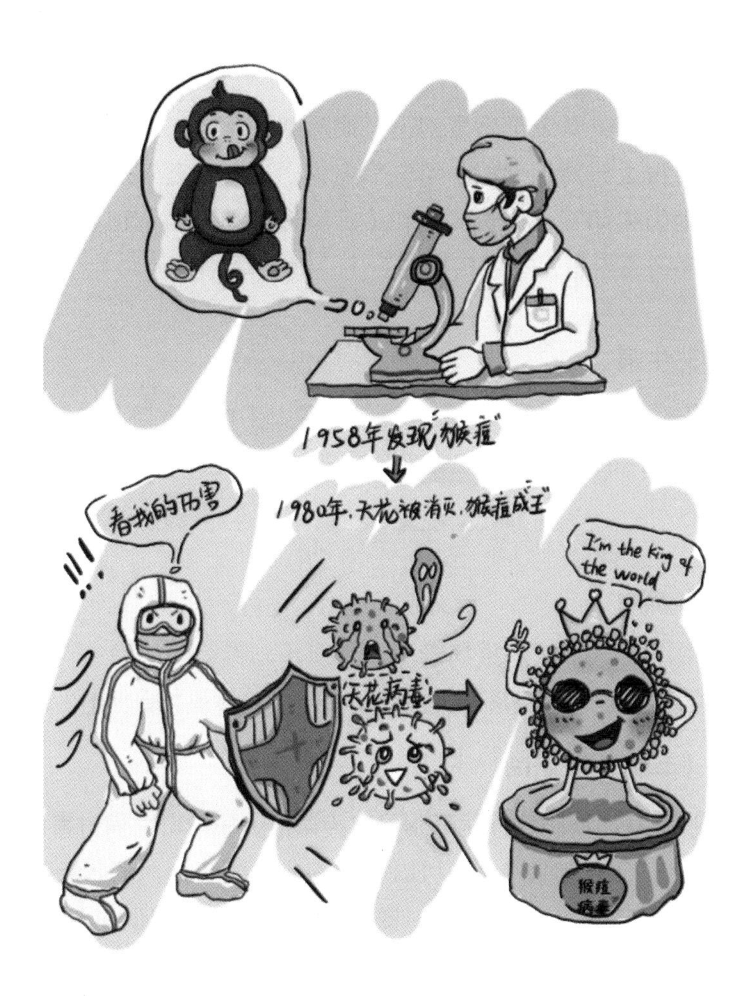

## (二)天花、猴痘、牛痘、水痘，"四兄弟"傻傻分不清楚

### 1. 天花

天花病毒是一种具有高度传染性的痘病毒科，双链 DNA 病毒，通过空气飞沫传播。感染后病死率非常高，约为 30%。目前是 WHO 宣布全球已经消灭的疾病。

### 2. 猴痘

猴痘由类似天花病毒的正痘病毒感染引起。该病毒最早是在猴子身上分离出来的，所以命名为“猴痘病毒”。传染源：非洲啮齿类动物、灵长类动物（多种猴类和猿类）和人，目前猴痘病毒感染者是主要传染源。

### 3. 牛痘

牛痘是由牛痘病毒引起的急性感染。牛痘病毒与人类天花病毒具有相同的抗原性质，接种牛痘疫苗后，也会获得抗天花病毒的免疫力。

### 4. 水痘

由水痘－带状疱疹病毒引起，但是与猴痘病毒没有交叉免疫，因为二者均有皮疹的类似症状，所以名字里才有“痘”。

## （三）传播途径

猴痘从出现临床症状开始具有传染性，病毒可以通过直接密切接触由动物传给人，也可以在人与人之间传播。通过接触皮疹、痂皮或体液，或者接吻、拥抱、性行为进行传播，目前世界范围内的传播途径中，绝大多数病例通过性传播，尤其以同性性行为居多，孕妇也可以通过胎盘传播给胎儿。一旦所有结痂脱落，感染者不再具有传染性。

逃不出我的手掌心
动物传人
亲密接触
母婴传播

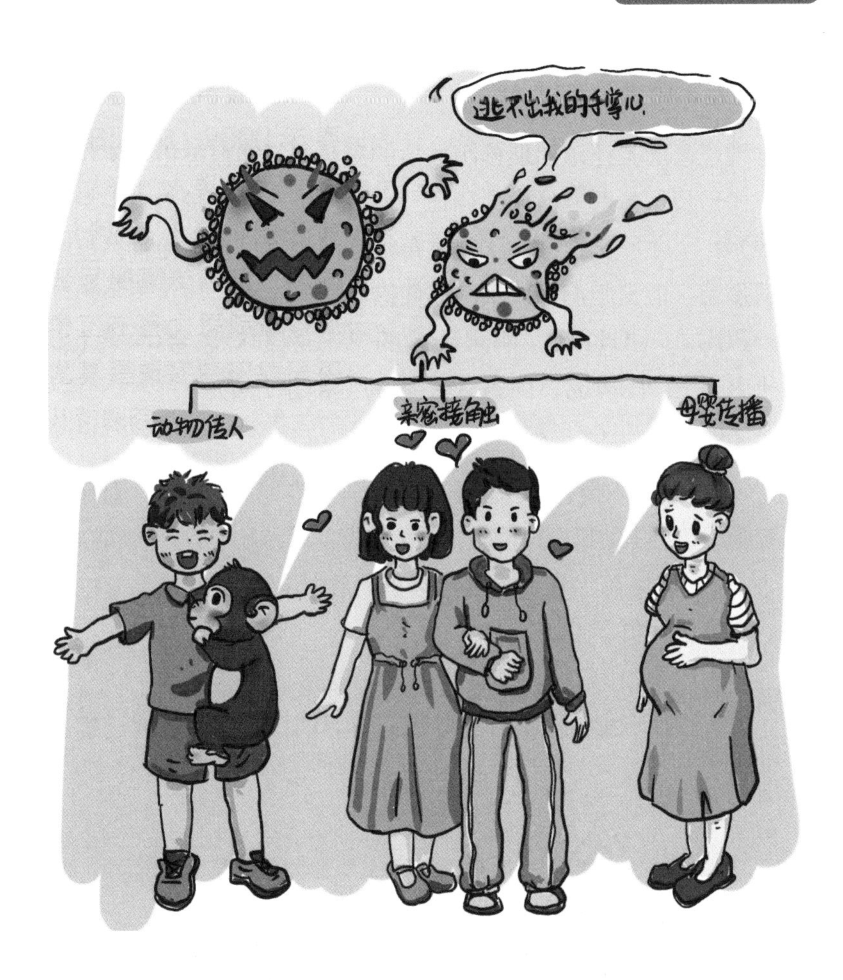

## （四）临床症状

猴痘潜伏期一般为 5 ～ 21 天，可引起丘疹或水疱样皮疹，位于生殖器或肛门以及手、足、口、胸、面部部位或其他周围。会出现发热、头痛、肌肉痛和背痛、淋巴结肿大、寒战、疲劳乏力以及呼吸道症状（咽痛、鼻塞或咳嗽）。病程通常持续 2 ～ 4 周，随后自愈，并且预后良好。

## （五）防患于未然

现在市面上还未出现预防猴痘的疫苗，其实既往接种天花疫苗、牛痘疫苗者对猴痘病毒存在一定程度的交叉保护力，但早在1980年5月8日，WHO就宣布停止了牛痘疫苗的接种。虽说没有疫苗，但是咱们可以采取其他措施避免感染。

2007—2011年，刚果确诊的216例猴痘患者中，11岁以下儿童占45.4%，而且死亡病例全部是儿童。

【预防措施】

（1）出境人员和前往疫区人员需关注当地猴痘疫情，避免在高发国家与野生动物直接接触，避免捕捉、宰杀和生食野生动物。

（2）避免与出现猴痘样皮疹的人密切接触，严禁高危性行为，做好自我健康监测。

（3）避免接触猴痘患者使用过的物品。

（4）勤开窗通风，培养良好卫生习惯，勤洗手、清洁物品和消毒。

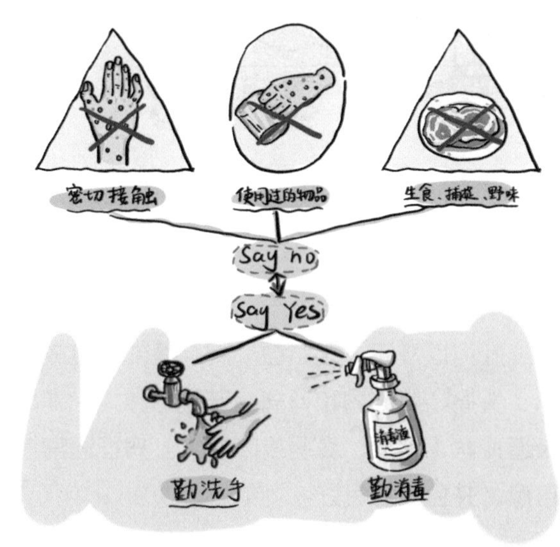

温馨提示

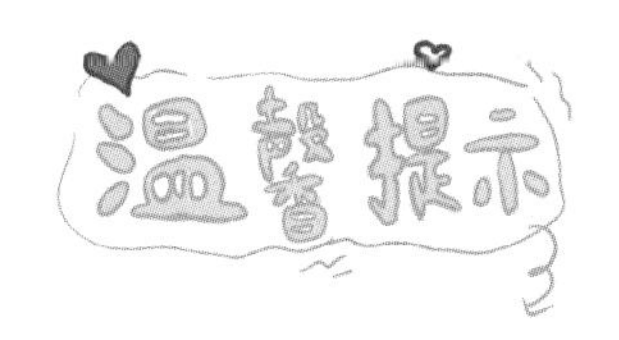

做好健康监测，若与可疑动物或猴痘病毒感染者有接触史，出现疑似症状，应立即做好个人防护，前往正规医疗机构就诊，及时主动就医并告知医生流行病史，做到早发现、早报告、早隔离、早诊断、早治疗。结痂前避免和其他人密切接触。

## 七、旅行者腹泻

肠胃兄弟为你排忧解难小剧场

3，2，1，开始！

肠：嘿，胃哥，你有没有觉得最近“客人”有点多啊？

胃：是啊，这些旅行者总是想来找我们麻烦，我都想开个“旅行者腹泻康复中心”了，专为这些“不注意饮食”的旅行者服务。

肠：不愧是胃哥，野心不小哈。不过我们也不能全部怪他们，毕竟旅行有时难免有些不适。

欢迎光临
兄弟们，跟紧啦！
好累啊！
我要罢工了!!!

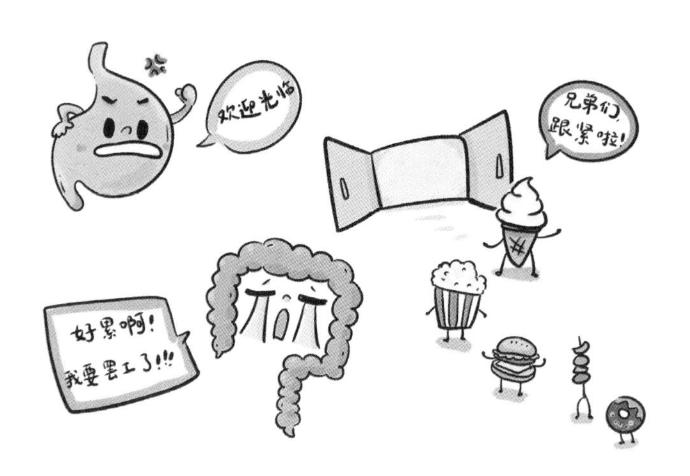

胃：是这个理儿，但我们也要警示一下他们，告诉他们如何预防旅行者腹泻，让我们少受点罪嘛。

## （一）什么是旅行者腹泻

旅行行为相关的腹泻性疾病统称为“旅行者腹泻”。根据流行病学研究发现，有10%～40%的旅行者在旅行途中遭受过旅行者腹泻的困扰，大多数是发生在旅行第一周，具体指的是在旅行期间或旅行后出现的腹泻（每24小时有3次或3次以上的不成形大便），伴有或不伴有发热、腹痛、腹胀、呕吐等症状，腹泻多为自限性，多数3～5天得到缓解。

安检
啊！我们不是已经过了安检吗？
???
WC
飞机都快起飞了！
!
往这边走

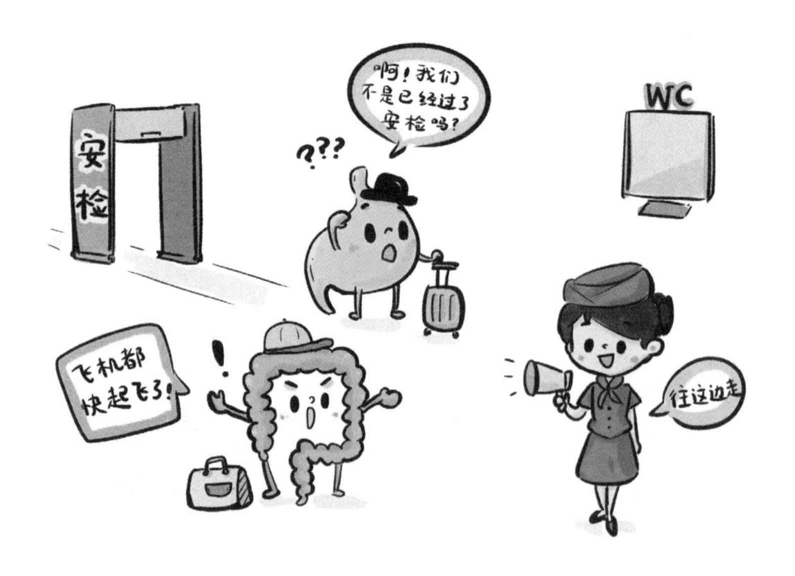

旅行腹泻症状有轻有重，根据对身体功能影响，腹泻可分为：

（1）轻度腹泻　可以忍受，不令人感到痛苦，也不影响活动。

（2）中度腹泻　令人痛苦或影响活动计划。

（3）重度腹泻　导致患者失能或完全不能按计划活动，包括所有痢疾（肉眼血便）。

## （二）旅行者腹泻的病因

虽说称为“水土不服”，其罪魁祸首并不是水、土、气候等原因，而是各种病原体，包括细菌、病毒和寄生虫等。

细菌性
病原体感染
肠道病毒感染
寄生虫感染
稀薄便，痛性痉挛
呕吐更突出
症状较轻

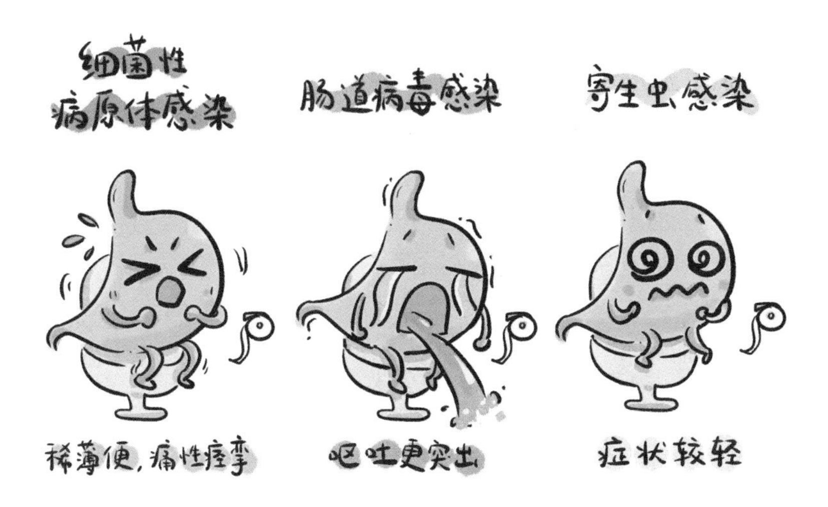

### 1. 感染源

（1）细菌性病原体感染：最常见的致病原因，旅行者腹泻中 50% ～ 90% 可找到病原体。最常见的是肠产毒大肠杆菌（ETEC），弯曲杆菌、志贺菌、沙门菌、肠黏附性大肠杆菌（EAEC）等也是常见的病原体。

（2）肠道病毒感染：肠道病毒感染作为独立致病因素，可引起 5% ～ 8% 的旅行者腹泻。主要为诺如病毒、轮状病毒和星状病毒等。

（3）寄生虫感染：临床表现慢，大约 10% 的长期腹泻被诊断为寄生虫感染。贾第鞭毛虫是主要的寄生虫病原体，阿米巴和隐孢子虫相对较少见。

2. 临床表现

感染的病原体不同，旅行者腹泻的症状也各不相同。

（1）细菌性腹泻表现为突然发作的不适症状，轻者可能仅有轻微的痛性痉挛，伴有急性稀薄便；重者则有严重腹泻、发热、呕吐，伴有血性腹泻。

（2）肠道性病毒腹泻表现与细菌性腹泻类似，但在诺如病毒导致的腹泻中，呕吐症状更为突出。

（3）寄生虫感染腹泻，如贾第鞭毛虫或是肠道内阿米巴感染，通常起病比较缓慢，症状较轻，一天 2 ～ 5 次稀薄便。

### （三）旅行者腹泻的诊断

前往新环境旅行，或者食用不洁水和食物等后，发作时的“紧迫感”常让人终生难忘，部分人会出现前驱症状，如胃肠道的咕噜咕噜响、发热。刚发作的时候，经常有恶心、呕吐的症状，年轻患者更容易出现脱水。轻度脱水也会加重乏力、头痛和肌痛的症状，出现这些症状那你可能是中招了。

帮我拿箱子！
我要去厕所！
憋不住了
痛
咕噜
咕噜
我也要去
占坑位！
我肚子也
好痛啊！

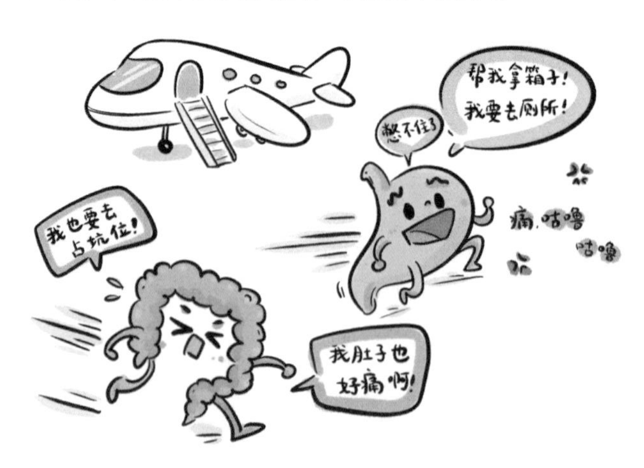

## （四）更容易中招的“两大因素”

### 1. 重点人群

本病男女都会发生，没有性别倾向，但女性更容易去寻求医疗帮助。青年人喜欢暴饮暴食、胡吃海喝，所以青年人比老年人更易发生旅行者腹泻。

免疫力低下，尤其是小朋友，家长要重点关注。有慢性疾病如有糖尿病、炎症性肠病、肝硬化的患者和长期服用例如奥美拉唑等药物的人群要重点关注。

不洗手的人，尤其是饭前便后不洗手，更是增加了感染的风险。

### 2. 地区 + 季节

气候温暖并且无厕所的地区、电力不足的地区、缺乏清洁水资源的地区、供水不足的地区、温带地区。此外，旅行者腹泻可能有季节性偏向性，旱季更容易发生。

当然啦，并不是地区环境条件恶劣才发生，前往较发达的国家，也需要提高警惕，不可大意哦！

啊!!! 为什么每次出来都是这样?
咕
咕
病原体多种多样
不能保证不感染第二次

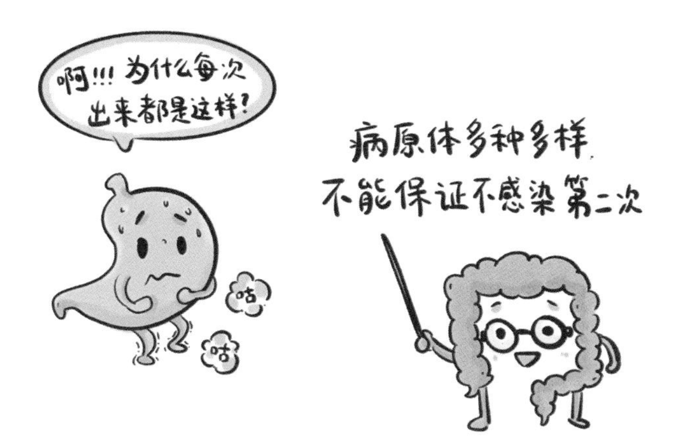

### （五）预防措施

大多数的旅行者腹泻是由食用了不干净食物导致，因此，外出旅行一定要注意食物的卫生，尤其是前往腹泻中风险地区或高风险地区。

#### 1. 注意饮食卫生

避免在旅途中食用不洁食物，不喝来源不明的水，不饮用未经消毒处理的奶制品等，如目的地环境条件恶劣，在条件允许的情况下，尽量饮用瓶装水；避免食用沙拉、调味酱或生冷食物。

#### 2. 多休息，注意增强免疫力

舟车劳顿、时差、饮食、环境的改变都可能会导致免疫力下降，增加感染风险。旅行途中尽量保证充足休息时间。

#### 3. 良好的卫生习惯

饭前便后用肥皂和流动水洗手，不方便洗手时可用便携式洗手液或洗手凝胶（酒精度> 60%）进行手部清洁。

### （六）治疗方法

#### 1. 补液是王道

不论是旅行者腹泻还是其他腹泻，最重要的治疗方法就是补液，因为各种腹泻会导致身体因排便而丢失大量水和电解质，而水、电解质是维持身体稳态至关重要的物质。口服补液盐（ORS），是WHO推荐用于治疗急性腹泻合并脱水的一种溶液，一般在当地药店可以买到。如果买不到口服补液盐，咱们的民间疗法就派上用场了。将1/2茶匙的盐、1/2茶匙小苏打和4茶匙的糖加入1升水中配制溶液。此外，也可用以下配方。

配方 1：500 mL 米汤、1.75 g 食盐（1/2 啤酒瓶盖）。

配方 2：1/2 茶匙盐、6 茶匙糖、1 L 开水。

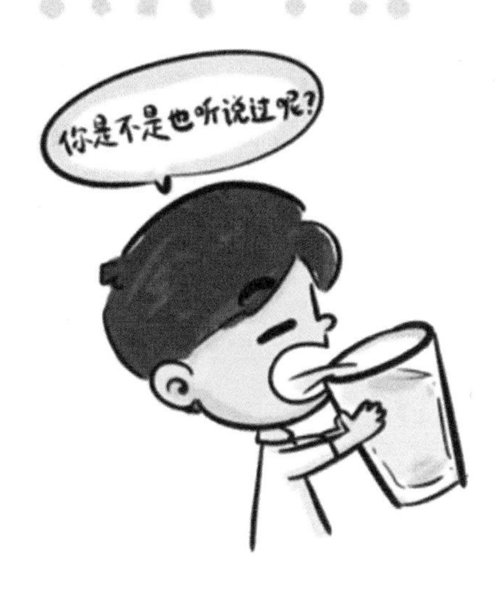


**2. 对症治疗**

蒙脱石散：适用于水样便，可与肠道黏液糖蛋白相互使用，增强肠道黏膜的功能，促进肠道细胞吸收，减少肠液分泌功能。

抗动力药物：如洛哌丁胺（易蒙停）、地芬诺酯，可以阻止肠壁乙酰胆碱和前列腺素的释放，从而抑制肠蠕动，同时可增加肠的节段性收缩，延长肠内容物与肠黏膜的接触，促进肠内水分的回吸收。

益生菌：乳酸杆菌、双歧杆菌，通过补充肠道正常菌群，恢复肠道微生态环境，重建肠道天然生物屏障。

用药顺序要记清
抗菌药物
1~2小时
蒙脱石散
1~2小时
益生菌
合理用药

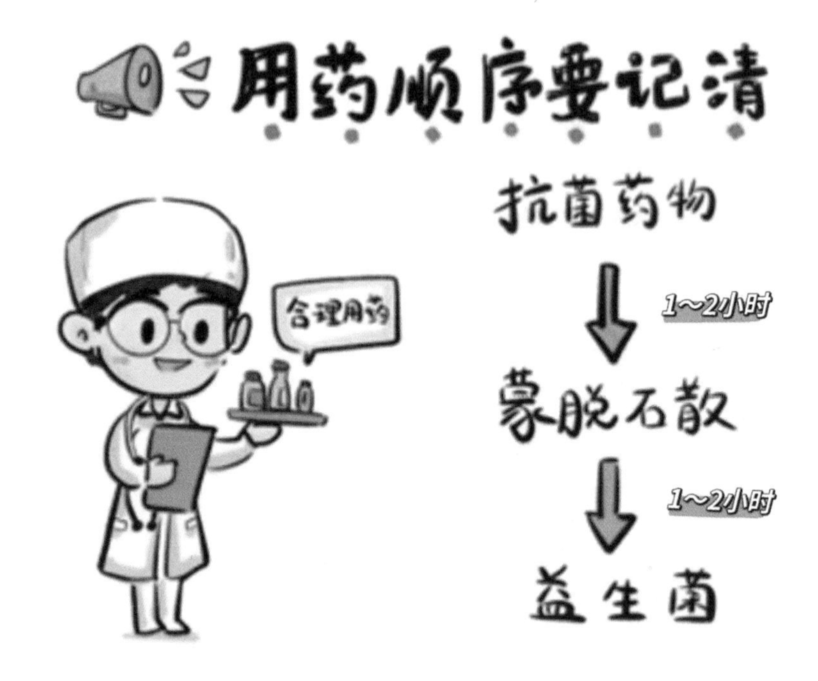

《中国腹泻病诊断治疗方案》提出预防和纠正脱水（WHO推荐使用口服补盐液），继续饮食（清淡饮食）和合理用药等腹泻病疗法。

注意事项：

1）蒙脱石散和抗菌药物

应特别注意用药顺序和间隔时间！可先服用抗菌药物杀灭病原微生物，待 1~2 小时后再服用蒙脱石散。尽量避免与红霉素、阿奇霉素联用。

2）蒙脱石散和益生菌

可先服用蒙脱石散将细菌、病毒进行吸附，至少间隔 2 小时后再服用微生态制剂，恢复肠道正常菌群。

3）抗菌药物、蒙脱石散和益生菌

应先服用抗菌药物，再服用蒙脱石散，最后服用微生态制剂。

如出现便秘等不良反应可减少剂量继续服用或停药；对于治疗效果不佳或是腹痛腹泻加重、出现高热、呼吸困难等，病程超过两天，应及时就医。

## 八、艾滋病

2023年12月1日是第36个“世界艾滋病日”，世界艾滋病日的全球主题是“Let Communities Lead”（“凝聚社会力量　合力共抗艾滋”），我国宣传的口号是“凝聚社会力量，合力共抗艾滋”。

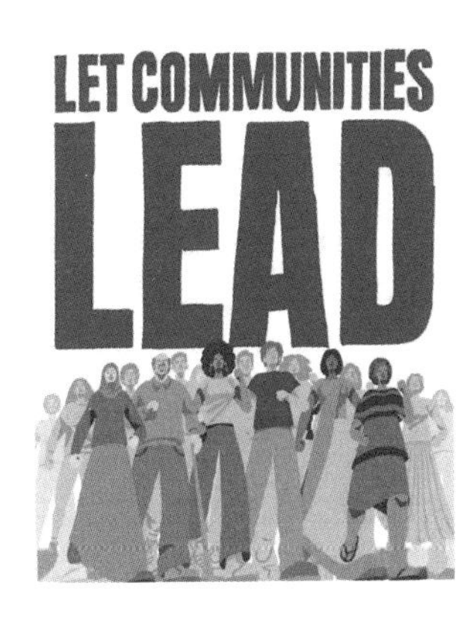


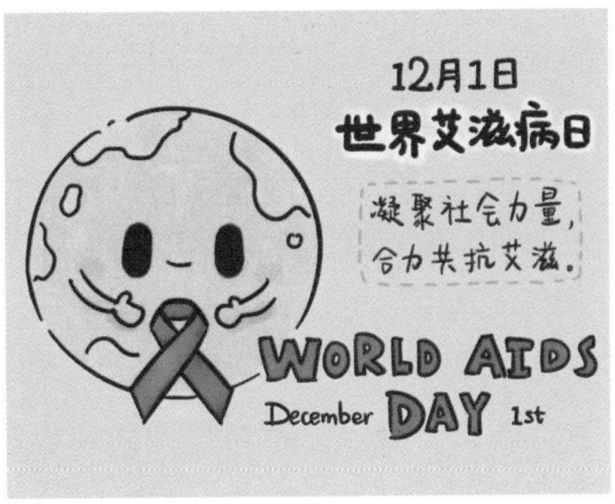


提起艾滋病，很多人闻“艾”色变，避之不及，艾滋病的传播途径有哪些？究竟如何预防艾滋病？艾滋病可以被治愈吗？让我们一起来了解一下。

其实，艾滋病离我们并不遥远，但也并非那么可怕，比艾滋病更可怕的是“歧视”和“无知”。

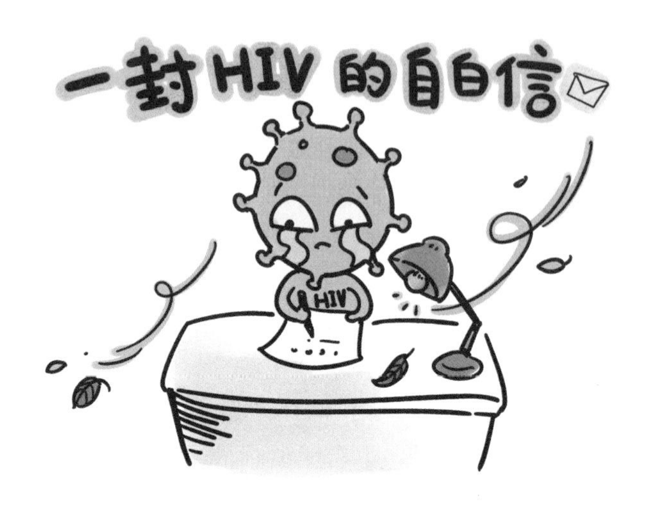


## 1. 艾滋病的初次登场

艾滋病初次亮相是1981年6月5日，两年之后科学家第一次把它（HIV-1）抓到了。自此，人类便开始了与它漫长的斗争之旅。

很多人叫它艾滋病病毒，其实它的全名叫“人类免疫缺陷病毒”(human immunodeficiency virus，首字母缩写为HIV)，是引起艾滋病的罪魁祸首。

艾滋病是由于艾滋病病毒的入侵造成的人免疫功能受到严重损害的传染病，它与先天性免疫缺陷不同，所以也称“获得性免疫缺陷综合征”（acquired immuno deficiency syndrome，AIDS）。艾滋病，在我国属于乙类传染病。

## 2. 艾滋病的感染与发病

它是反转录病毒大家族里的一员，当穿过黏膜上皮进入人体以后，首先找到并感染人体的T免疫细胞，直接对免疫细胞发动攻击，在 24 ～ 48 小时到达局部淋巴结，5 天左右就到达外周血中，可引起急性感染期。随后它便狡猾地潜伏起来，在感染后 7 ～ 10 年的时间里，它一直在偷偷复制，但大多数感染者没有任何临床症状，觉察不到它的存在。尽管与人体免疫斗争持续数年，但最终以它的胜利告终，大量的 CD4 免疫细胞死亡、免疫系统失去抵抗力而崩溃，进入艾滋病发病期。

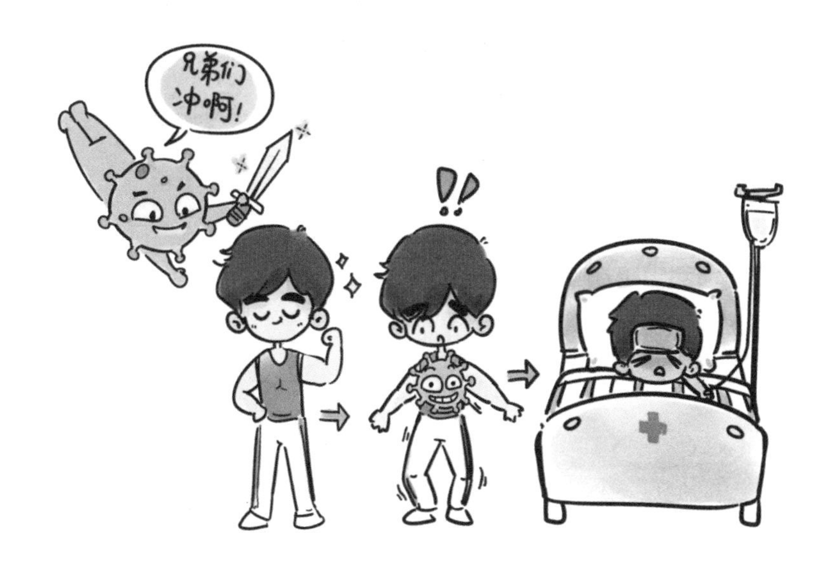


### 3. 擅于“隐身”的 HIV

人体能消除 HIV 吗？答案是否定的。不同于外界其他的细菌和病毒那样，狡猾的它可以将自身基因信息整合到人宿主细胞基因组中，阻断抗原提呈，同时，它具有极强的突变能力，看它 72 变，换个花样儿就“隐身”了，通过多种途径“完美”逃避人体免疫系统的识别与攻击。

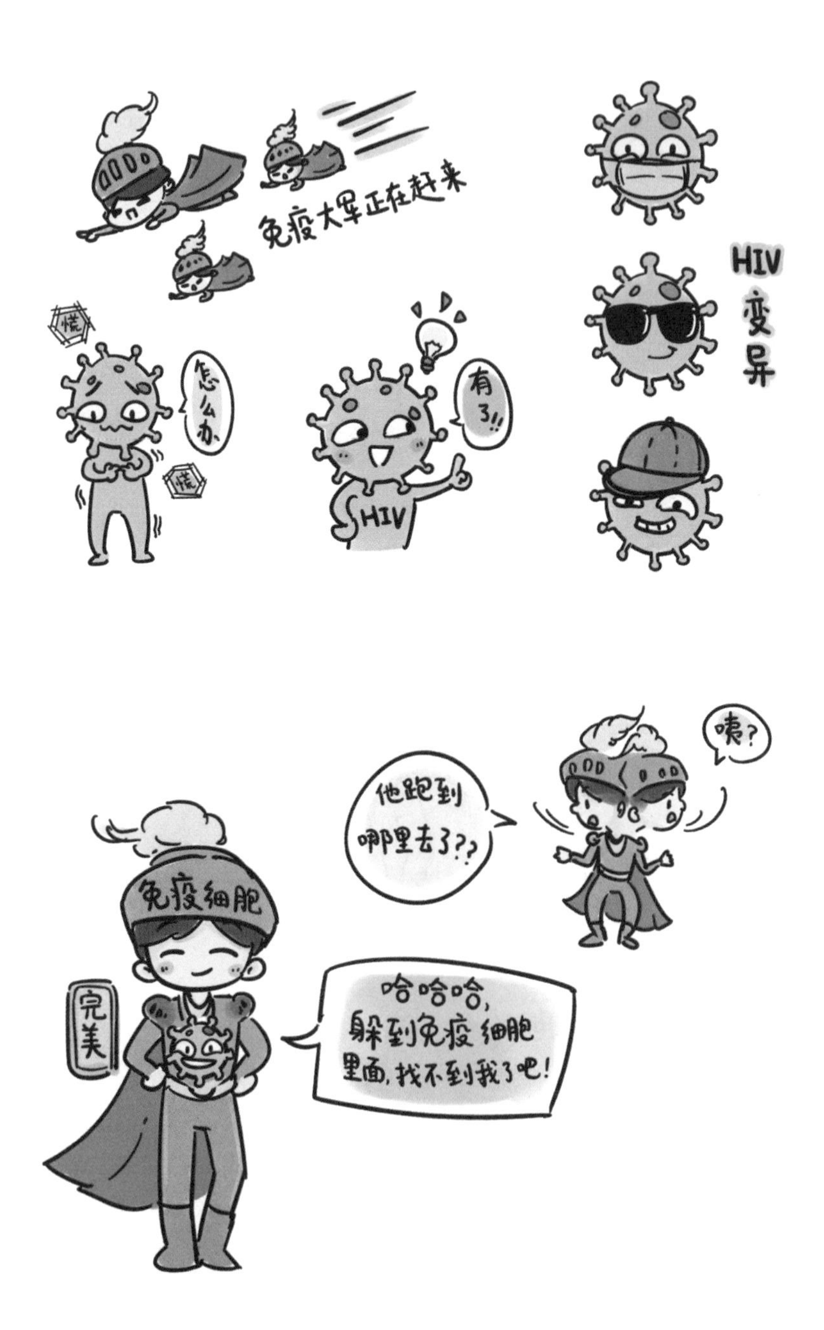
免疫大军正在赶来
HIV
变异
慌
怎么办
慌
有了!!
HIV
嗄?
他跑到
哪里去了??
免疫细胞
完美
哈哈哈,
躲到免疫细胞
里面,找不到我了吧!

## 4. 艾滋病对人体的影响

它“精准”攻击免疫细胞，可导致细胞凋亡，对人体免疫系统造成严重破坏，对人体免疫功能来说是“致命”打击。感染者常合并严重的机会感染和恶性肿瘤。若不能得到及时有效的抗病毒治疗，最终将导致死亡。患者存活时间与感染的 HIV 亚型种类有关，潜伏 7~10 年。

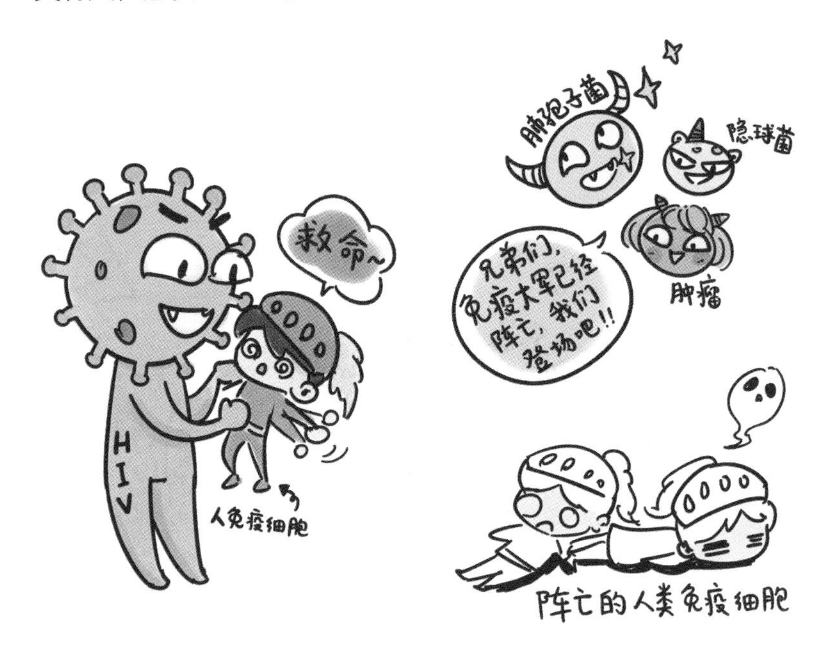


## 5. 艾滋病的传播途径

虽然 HIV“神通广大”，破坏力惊人，但也不是无所不能的，它通过血液及血制品传播、性接触传播和母婴传播三种途径感染人体。

它大量存在于 HIV 感染者的血液、精液、阴道分泌物、乳汁中，具有很强的传染性。

1）血液及血制品传播

例如共用未经消毒的注射器和针头、输入含有 HIV 的血液或血液制品、使用被污染的采血设备或器械等。

2）性接触传播

会通过性交的方式在异性和同性之间传播。

3）母婴传播

母婴传播是指感染 HIV 的妇女会通过怀孕、分娩、哺乳把病毒传播给孩子。

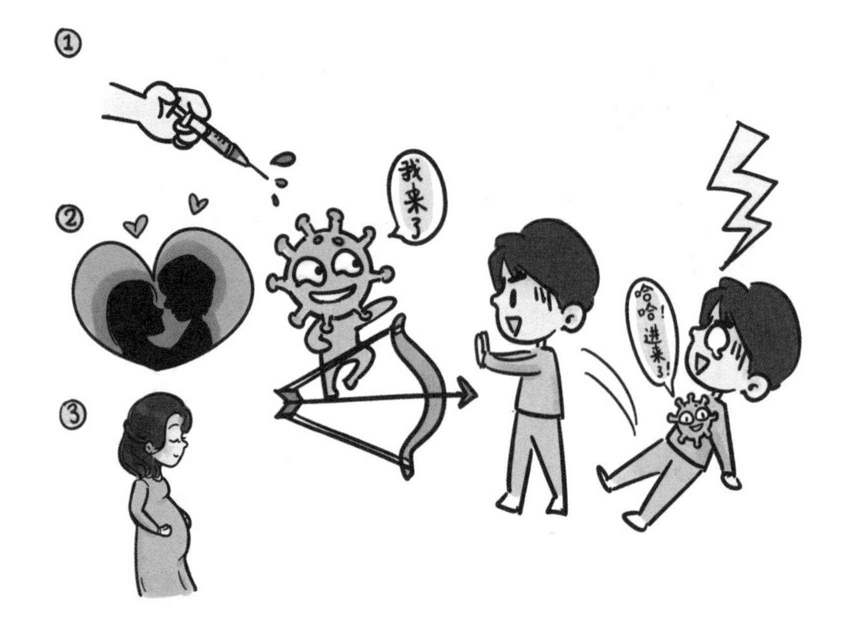


## 6. 艾滋病的预防控制措施

除了做好严格的医疗消毒、规范使用血液制品、拒绝毒品以及开展母婴筛查及阻断以外，成年人日常的预防可以从知情交友、正确使用安全套、合理药物预防和及时检测做起。

### 7. 艾滋病不会通过日常生活传播

艾滋病的名声很响亮，听起来很强大，但它本身是很脆弱的，离开人体后很快就会死亡，因此并不能通过日常接触而传播，握手、拥抱、礼节性接触，共用餐具、共用电话等办公用具、共用卫生间等公共设施都是安全的，另外，咳嗽、打喷嚏、蚊虫叮咬都不会传播艾滋病。

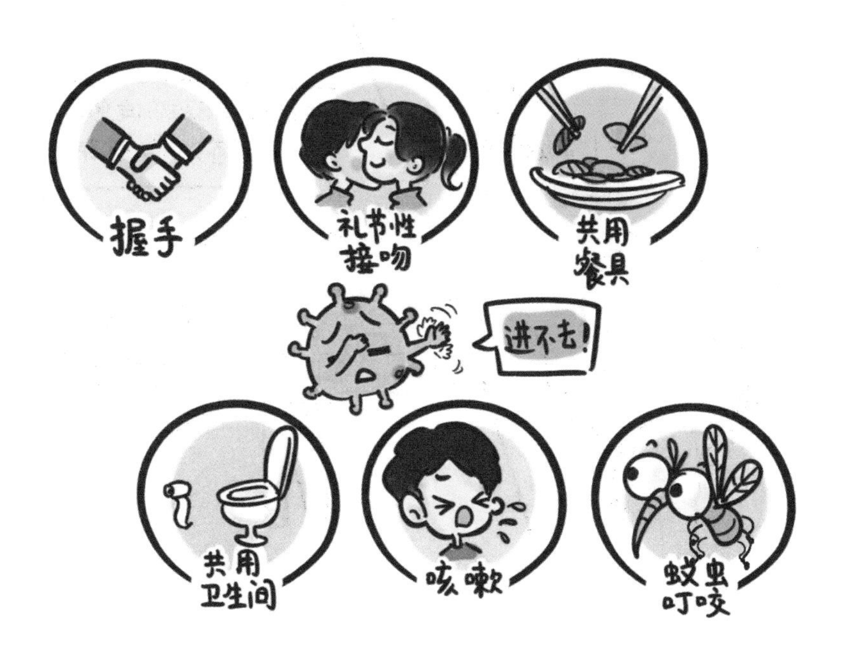


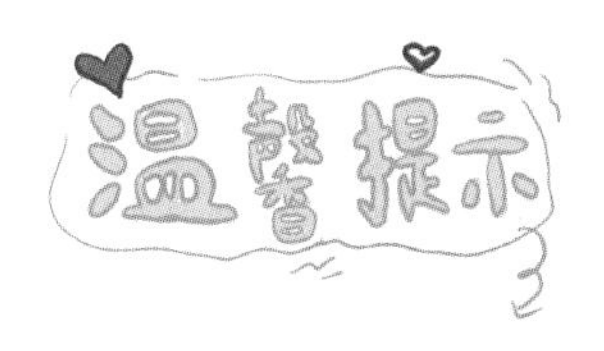


如果你需要出境：

申请出境1年以上的中国公民以及在国际通航的交通工具上工作的中国籍员工，应当持有海关或者县级以上医院出具的有效健康检查证明。

## 九、病毒“抓捕记”——核酸检测

病毒是怎么被我们发现的？目前我们最常见的检测手段是核酸检测，核酸检测到底是什么方法，是怎样把病毒找到的？下文将从核酸检测原理展开，讲解如何捕捉病毒。

走，一起去做个核酸哇？
四川国际旅行卫生保健中心
成都海关喘门诊部
我已经在门口了，你快来哦

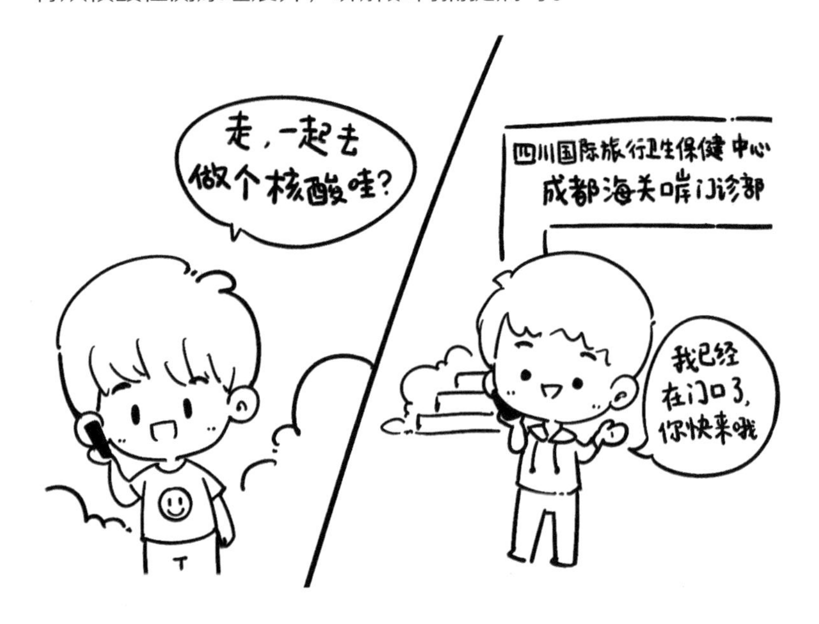

走到采样台前，总是有很多困惑：

“医生，我要采嘴巴，不要捅鼻子！”

“医生，采完样我就在旁边等到拿结果，我待会回老家要用。”

“医生，你这个核酸检测是不是什么 PCR 哦，我们必须要 PCR 的才认哦！”

“医生，要采血吗？”

…………

医生，你这个核酸检测是不是什么PCR哦？我们单位只认PCR的结果哦
医生，我要采嘴巴，不要捅鼻子哈！你要采哪儿哦
医生，你这个采完我就在外面等结果哇？我要赶着回家
核酸采样处

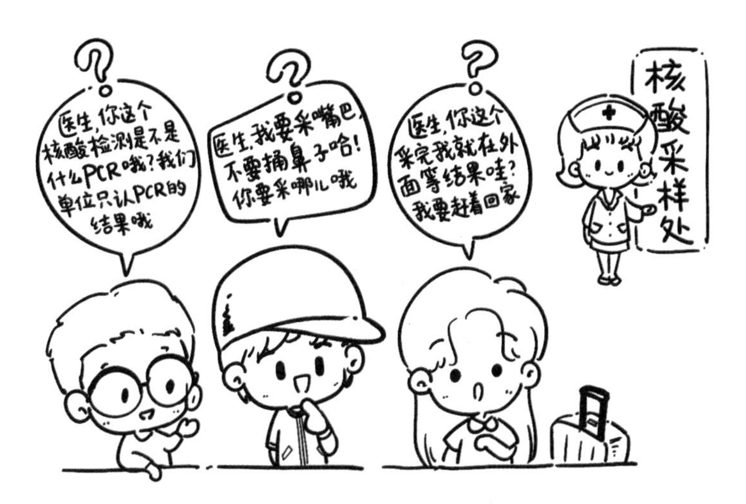

经常都在说的“核酸检测”，到底是什么呢？

## 1. 什么是核酸检测

“医生，我要做核酸！”

“请问你是哪个项目的核酸检测？”

“啊？难不成还有其他核酸检测吗？”

什么是核酸检测？
为什么核酸检测不能马上拿到报告呢？
为什么有的机构采嘴巴，有的捅鼻子？能不能采血？
捅得我眼泪鼻涕一大把，会不会什么都没采到？
病毒是怎么捅出来的？

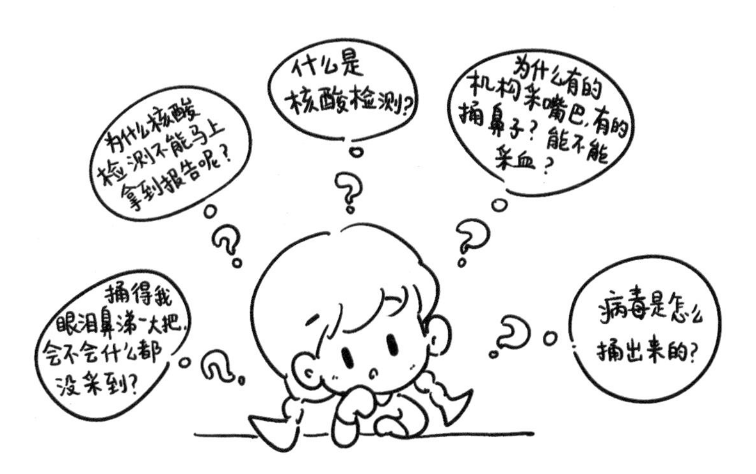

核酸检测方法广泛应用于病原微生物检测中，是诊断疾病和监测病毒载量的重要手段，例如，我们熟知的乙肝病毒DNA 定量检测、人乳头瘤病毒（HPV）检测、HIV 检测、RNA 检测等。

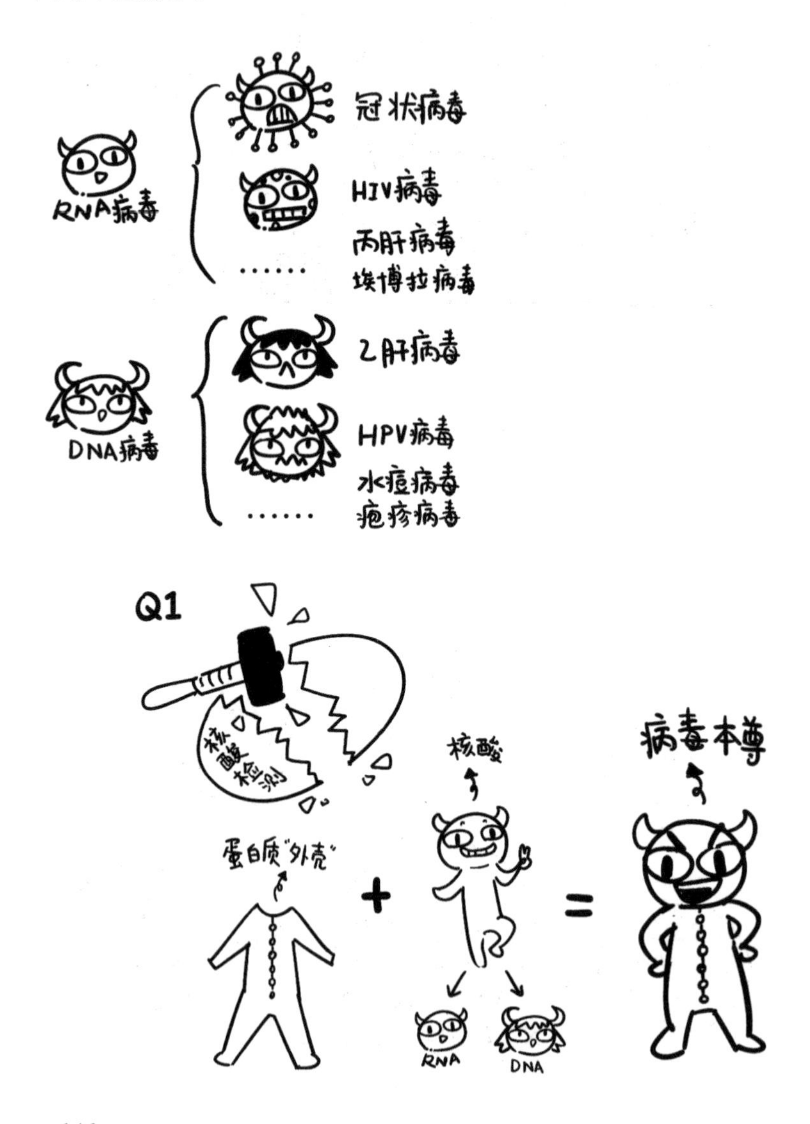

## 2. 核酸检测为啥不采血

目前，呼吸道病毒核酸检测常规的样本采集方式包括咽拭子及鼻咽拭子，也就是俗称的“捅喉咙”和“捅鼻子”。

“医生，那到底哪种舒服点？”

“嗯……这个就因人而异了，每个人不同部位的敏感性不同嘛，但都不会很舒服。对检测而言，鼻咽拭子的准确性更高一些。”

“医生，那这个核酸检测能不能采血吗？”

“不能……”

因为，呼吸道病毒感染人体之后，首先会在呼吸道上皮细胞中“扎根”繁殖。因此，上呼吸道标本（鼻咽拭子、咽拭子、痰液以及肺泡灌洗液）检测的阳性率是最高的。由于在感染病毒的初期，病毒可能还没有侵入患者的血液，此时检测血液中的病毒核酸很可能会是阴性，这样的假阴性结果就会导致漏检。

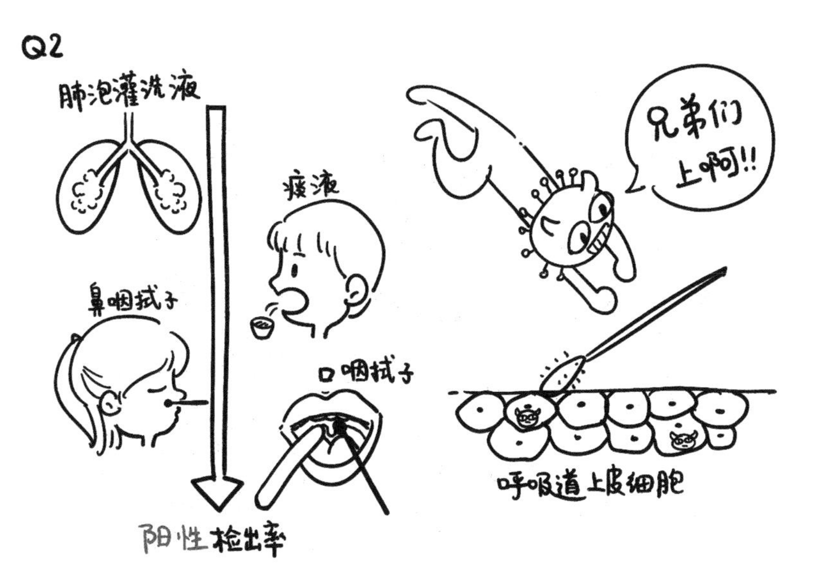

### 3. 核酸检测是怎么“抓捕”病毒的?

第一步：保存及运输。

第二步：震荡。

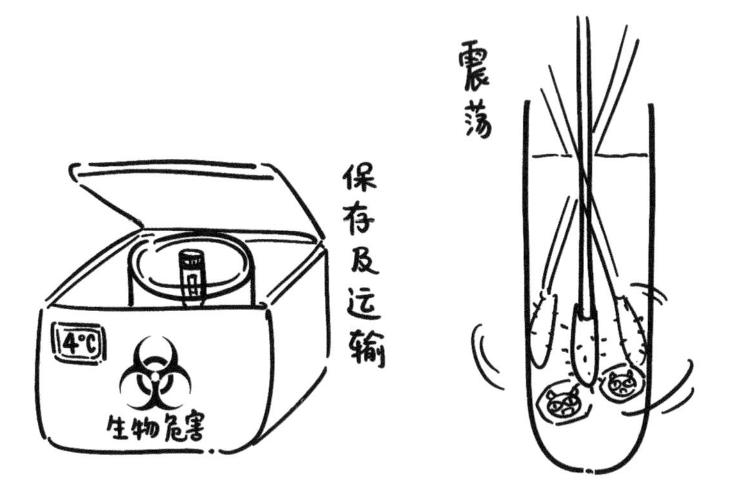


第三步：提取核酸。

（1）裂解。

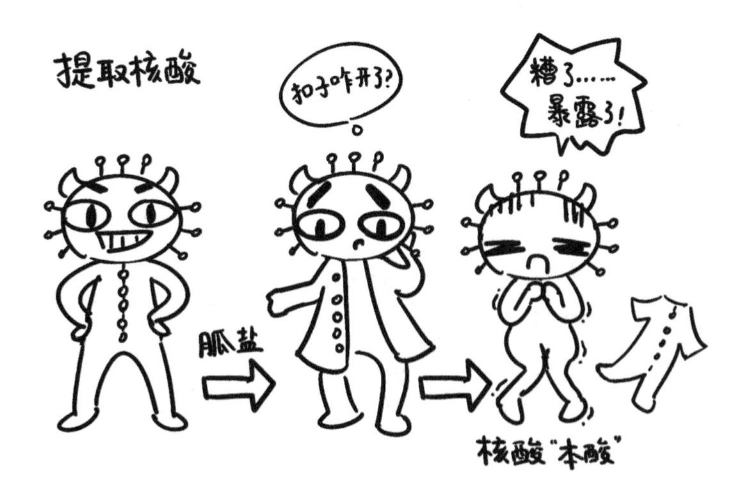

（2）结合。

（3）洗涤。

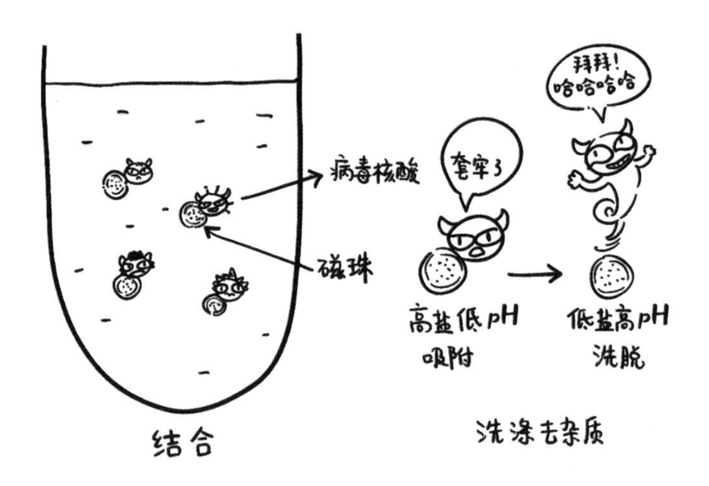


第四步：检测核酸。

呼吸道病毒核酸检测常规筛查采用的是实时荧光 PCR 方法。PCR 是聚合酶链反应（polymerase chain reaction）的英文首字母缩写，1983 年由美国著名化学家凯利 · 穆利斯发明，40 多年来这项技术推动了生物学、医学领域的快速发展，穆利斯也因 PCR 技术获得 1993 年诺贝尔化学奖。

PCR 技术是通过模拟生物体体内 DNA 复制的方式，在体外选择性地将 DNA 某个特殊区域扩增出来的技术，其最大特点是能将极微量的 DNA 片段，在 1～2 小时指数级地复制扩增。因此，无论是患者体内微量的病毒，还是化石中的古生物、历史人物的残骸、几十年前凶杀案中凶手所遗留的毛发、皮肤或血液，只要能分离出一丁点儿的 DNA，就能用 PCR 加以放大，进行比对分析。

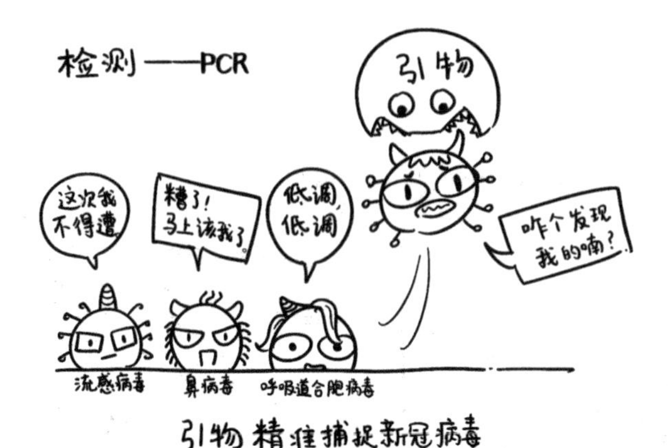


当它识别到“目标”病毒的“特点”——特异性的片段，马上一前一后“抓捕”，再添加脱氧核糖苷三磷酸（dNTP）、镁离子（$Mg^{2+}$）、Taq 酶等原材料，调节不同的温度，历经“变性—退火—延伸”三大步，完成病毒核酸组装。每扩增一次，DNA 产量就呈指数增长。呼吸道病毒扩增一般需要 40 个循环，理论上 1 个拷贝可以得到 $2^{40}$=1 099 511 627 776 个拷贝。即使样本中病毒含量很低，也可以通过 PCR 扩增检测出来。因此 PCR 反应有高特异性和高灵敏度的特点。

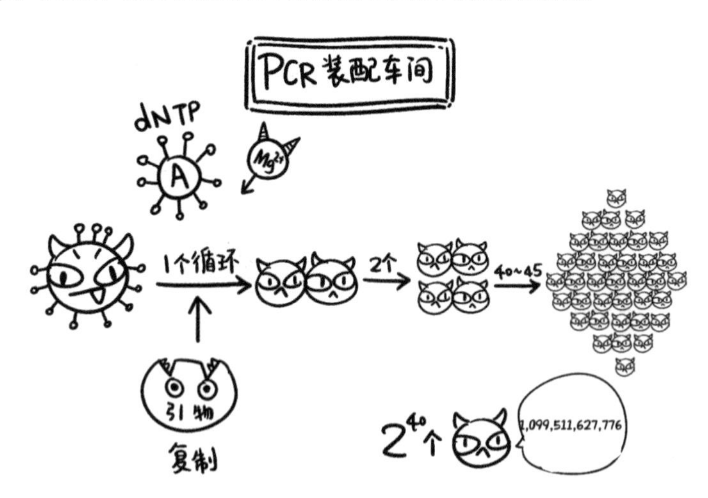

$2^{40}$ 个核酸片段拷贝，数量是很多，但无色无味又看不见，“敌在暗处”怎么办？那我们就让它在“明处”！实时荧光 PCR 反应就是在 PCR 反应基础上加入探针，每扩增出目标片段即会发出荧光，被荧光探测器捕获。随着扩增次数的增加，荧光量累积，就是我们看到的病毒检测结果曲线图了，我们就是通过它来判断有没有病毒的。

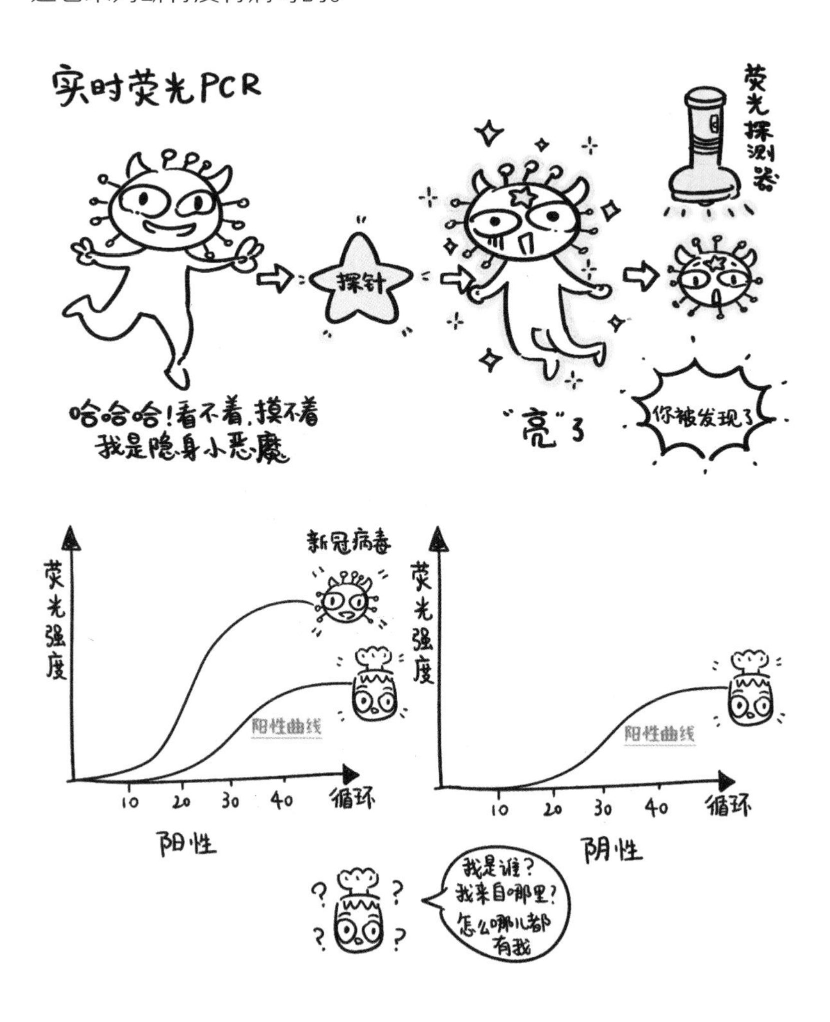

“咦，医生，为啥阳性曲线图和阴性曲线图里面都有个阳性的曲线呢？是不是阴性被污染了哦？”

“别慌，那个是人类管家基因，就是人类所有细胞都稳定表达的基因。”

“我是查病毒，做这个什么‘管家’来干啥呢？”

“这个是用来监测采样、运输以及检测过程全流程的！”

“是不是管家基因阳性就代表采样部位没问题呢？”

“这可不一定，管家基因嘛，只能代表采到人体组织了，至于是否采到病毒潜伏部位，这可不一定。”

“哦！我终于知道为什么要第二天拿核酸报告了，我还以为你们采了样放上机器就出结果了，原来还有这么多步骤！”

啊！原来
采样完了还有
那么多环节啊！

采样→运输→前处理→提取核酸→PCR扩增
(+) 复核→发报告
(−) 发报告

一个病毒核酸检测需要
6~8 小时

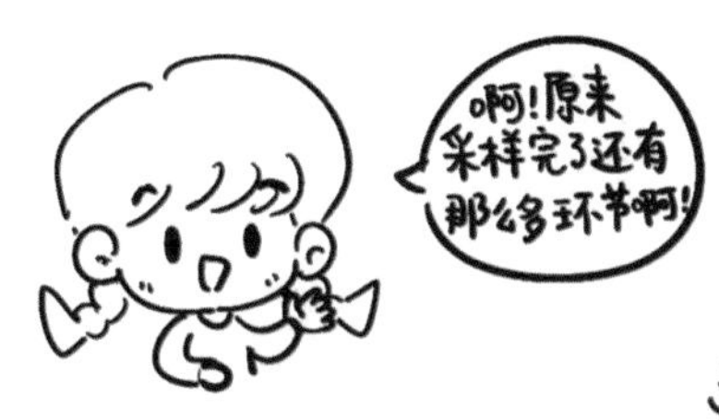

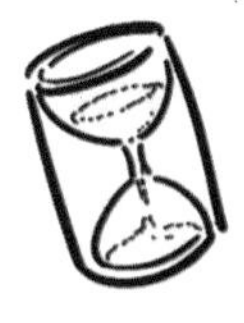

一个小小的核酸检测囊括了那么多的奥秘，现在是不是对它有所了解了呢！

## 十、如果在国外生病了，该怎么办呢？

身体不适总是在所难免，如果出现在国外时更是一件麻烦事儿，那身处境外的你在面临这种境况时，有哪些治疗方法可以选择呢？这份国外就医指南请收下，以备不时之需。

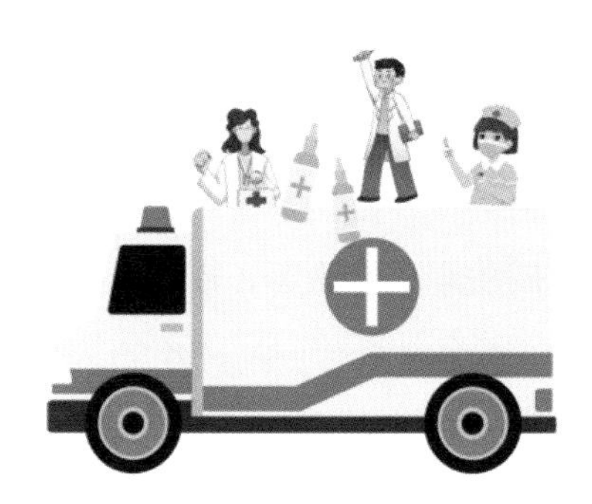

**药房（pharmacy）**

若是一般的小病痛，只需要常用的非处方药就能缓解，可以直接前往药房买药，这是最方便最快捷的方法，可以把自己的症状告诉药剂师，他们会给出相应的建议，购买哪种药品。一般药品上会标注多久见效，如果过了这个时间症状还没有缓解，可能需要专业医护人员的建议了。

注意：若是对某种药品有过敏反应，或者在长期服用某种药品，又或者是处于特殊的身体状态，如：怀孕、心脏病、糖尿病等，一定在咨询药剂师前告知。可以提前把相关身体情况以及药品的名称翻译成英语或当地的语言写在随身笔记本上。

### 医疗咨询热线（medical hotline）

如果无法确认自己的病症，或者吃了药房买的药症状没有好转，又或者是觉得害怕耽误病情，此时你可能觉得自己需要去看医生了。但是在那之前，可以先在网上看看所在国家是否有医疗热线。

注意：很多国家在医院或者医疗专线都设有翻译员，所以如果你无法使用当地语言流利地交流，或者是对医疗的专有名词不熟悉时，可以提出请求出动翻译员。

### 紧急门诊和救护服务（accident & emergency）

很多国家一般看医生是需要提前预约的。譬如在英国，如果使用的是公立医疗服务，一般需要打电话预约 GP（“general practitioner”的简称，意思是普通外科医生，即英国的社区医生）。看过 GP 后，如果有需要，再由 GP 转介给专科医生。这一来二去可能就要等上几个星期，实在不适合紧急的情况和逗留时间比较短的你。

如果你只是短暂逗留，更适合去的是医院急诊科（如：英国“accident & emergency department”，美国“emergency room”）的步入式医疗中心（walk-in centre），相当于国内的紧急门诊，无须提前注册，可以直接走进去登记就医。

如果你自我判断情况并没有很严重，但却不想等那么久，还可以选择私人诊所，但是费用会高许多。

很多国家医生开完处方后，都是需要病人拿着处方去药房购买的，而不是直接在医院领药。

如果情况非常紧急甚至有生命危险，可以呼叫救护车。譬如以下的情况：

- 没知觉了（loss of consciousness）
- 胸口剧痛不停止（chest pain）
- 呼吸困难（breathing difficulties）
- 严重出血且血流不止（severe bleeding that cannot be stopped）
- 中风（stroke）
- 严重过敏反应（severe allergic reactions）
- 严重烧伤或烫伤（severe burns or scalds）

但是有一些国家救护车是需要收费的，譬如美国，收费还不低。在一些国家针对不需要特殊仪器的病情，患者也可以请医生上门进行紧急医疗服务。如在法国巴黎，便可以拨打 SOS 医生急救电话（收费热线）：3624，请医生上门。

注意：在谷歌地图上就可以搜索到附近医院的信息。

***常见各国医疗急救电话***

**美国911**
**加拿大911**
**英国111**
**法国17**
**德国112**
**日本119**
**韩国119**
**泰国1669**
**新加坡995**
**意大利118**
**澳大利亚000**
**马来西亚999**
**南非10177**
**印度102**

**医疗费用（medical fees）**

医疗费用在每个国家都不一样，但是出行前一定要做好资料收集了解当地的医疗收费情况，因为一个简单的治疗可能会花掉你几万块。所以，出行前购买可以覆盖目的国的一般医疗项目的保险很有必要。比如在美国，大部分医疗服务都是私人的，因此大部分美国人都会购买医疗保险，由保险公司来赔付就医费用。万一出现身体不适，但又不想花太多钱，在就医之前最好看清楚保险赔付条款，看看是否覆盖相应的治疗费用。即便有保险，仍然需要先支付医疗账单，所以最好保证银行卡里有足够的资金。如果实在无法马上支付，账单也是寄往你在国内的地址，如果拒绝支付，下次再前往美国就会有麻烦。

即便在一些公费医疗系统比较健全的国家，免费的公费医疗服务也一般不会覆盖短期的行程，比如英国，针对有生命危险的病情的紧急救护车是不收费的，但一般不怎么紧急的治疗都会收费，具体费用由医院和诊所决定。在英国，医院会通知治疗前就收费，所以在产生费用之前你已经被告知需要支付多少费用从而决定是否接受治疗。

以上信息希望能为即将启程的你提供参考，为身处异国他乡的你保驾护航。

当然啦，“小关”还为你们准备了可能会在就诊过程中使用的英文短句：

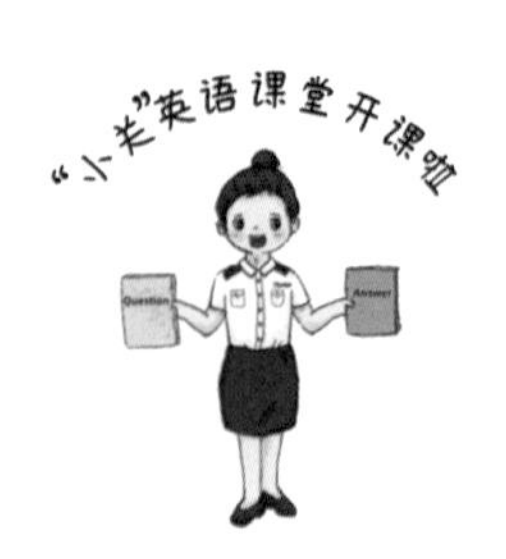


你可能会被问到：

Do you have any allergies?

你对任何东西过敏吗?

What are you symptons?

你有什么症状?

你可能需要用到:

I am allergic to nuts/alcohol/seafood…

我对坚果 / 酒精 / 海鲜……过敏。

I am prenant/a diabetics…

我怀孕 / 是一个糖尿病患者……

Do you have painkiller/cold medicine ?

你们有止痛药 / 感冒药吗?

你可能需要用到:

Do you have a doctor who speaks Chinese?

你们有会说中文的医生吗?

I' ve got a pain in my chest/back…

我的胸口 / 后背……觉得疼。

I' ve got a temperature/sore/throat/stomachache/rash…

我发烧 / 喉咙痛 / 肚子痛 / 身体出现红疹……

Where is the nearest hospital?

最近的医院在哪里?

你可能会听到:

Does it hurt when I press here?

我按这里的时候你觉得疼吗?

I am going to prescribe you some antibiotics?

我现在要给你开一些抗生素。

I have breathing difficulties/severe burns…

我感到呼吸困难 / 被严重烧伤……

# 第三章

# 归国后

GUI GUO HOU

归国后体检同样重要，及时体检既是对自己健康的呵护，更是为了“健康中国”添砖加瓦。入境体检不仅是防控传染病的要求，更是自身健康的需要。根据《中华人民共和国国境卫生检疫法实施细则》第一百零二条规定：“凡是在境外居住 1 年以上的中国籍人员，入境时必须向卫生检疫机关申报健康情况，并在入境后一个月内到就近的卫生检疫机关或县级以上的医院进行健康检查。”本章将为你讲解归国后相关医学检查知识。

# 归国后医学检查很有必要

A：回国好几天了，但是今天有点发烧。

B：你没去检查身体吗？

A：出发前已经做过检查了，这又不是啥大毛病，花那冤枉钱干啥。

B：你这么一个博学多才之人，今天也让我逮住了你的知识盲区了，让我来给你科普科普吧。

全世界每年约有 6 亿人出国，但研究显示只有 8%会在出行前寻求健康咨询。出境的投资者、工程技术人员、在外人员、旅游者在境外期间生病案例时有发生。由于一些传染病有潜伏期，回国人员有可能将一些境外的传染病带回境内，如艾滋病、恶性疟疾、非洲血吸虫病、基孔肯雅热、登革热等。

你不要我了吗?
别管行李!
都快赶上他们!
啊!
百米冲刺!
开心!
结束旅程!

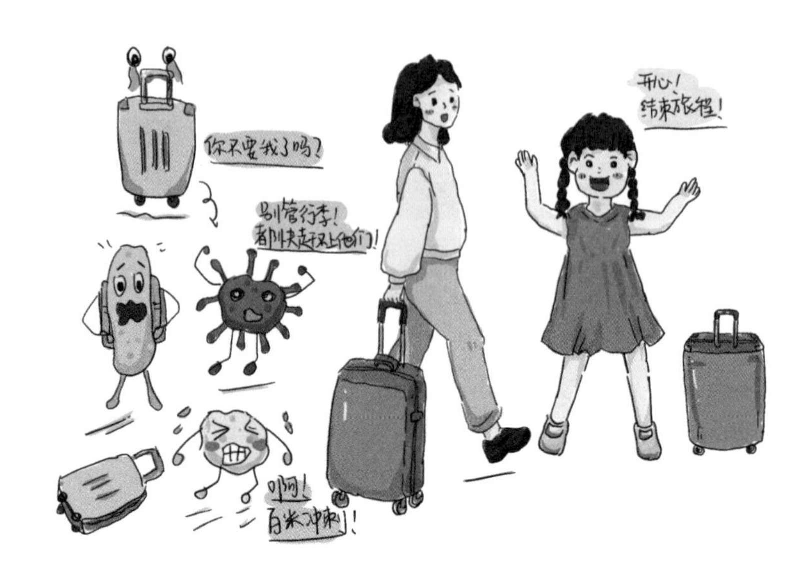

近年来，大量国人走出国门，随之而来的就是出行者的健康和安全问题。一项关于国际旅行者死亡病例分析，首位死因为疟疾，接着依次为败血症、呼吸系统疾病（肺炎、结核病）及急性脑炎等。可见，感染性疾病是对国际旅行者健康的重要威胁，同样也是对境外务工和求学人群造成危害的危险因素。

在境外时受各种因素影响，身体免疫力下降，易感疾病，归国后身体的疲劳需要一段时间才能得以缓解。身体健康状态不好，以及在旅途中可能接触过传染性疾病，潜伏期后，疾病出现症状，此时我们就应该引起注意，不能忽视。若是将传染性疾病带回家中，继而传播给家人，影响家人身体健康，所以归国后的医学检查很有必要。

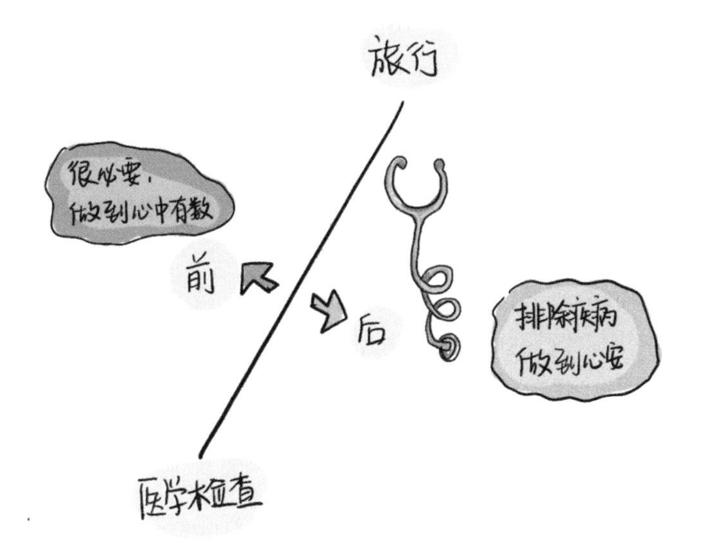


1）出境前体检

与朋友相约，日子、车票等等都定好了，该带的用品都装进了背包，一切准备就绪只待出发，这时突然身体不适。有人怕朋友怪罪，或是自己游玩心切，咬牙抱病前往，结果在途中病情加重，害苦了自己。为了避免带病去旅游，最好是在出行前进行一次身体检查。

如果没有条件做健康检查，起码也要对自己的身体状况心中有数。否则，一旦病倒在外，缺医少药，人地两疏，很容易贻误病情。在境外很易感染疾病，甚至有些病在感染后并不会马上发作，而有些原有的慢性病，经历了旅途劳累的奔波，可能会加重，因此及时的复查可以根据新的病情调整治疗方案。

2）归国后医学检查

旅游医学专家向人们提出倡议，旅游归来应及时地去做健康体检。这是因为旅游中的衣、食、住、行都在外面，人生地不熟，旅游中最易感染疾病，有许多疾病感染后，不是马上就发病，而是旅游回来数天后才发作。所以，旅游归来后，要及时进行体检，这对出国务工、学习的人群同样适用。

归国后，如果出现以下情况请及时进行身体检查：

●从疟疾流行或可能流行的国家和地区返回时有发热症状。

●患有慢性疾病，如心血管疾病、糖尿病或慢性呼吸系统疾病，或服用过抗凝血剂。

●返回数周后生病，特别是出现发热、持续性腹泻、呕吐、黄疸、泌尿系统疾病、皮肤病或生殖道感染。

●旅行中接受过抗疟疾治疗。

●旅行中可能暴露于某种严重的感染性疾病。

●在发展中国家停留 3 个月以上。

体检项目应根据目的地流行病、多发病的情况，以及个人在境外期间所遇到的具体情况，有针对性地检查。比如检查乙型肝炎（潜伏期 60 ～ 160 天）、肝功能、疟疾、大便细菌和阿米巴培养、丝虫病、狂犬病、流行性出血热、登革热等，做到无病放心，有病及时治疗。

归国后大约需要一周的时间调整，才能消除疲乏，恢复到原有状态。如果两周过去了，身体的不适有增无减，那就很可能是哪个环节出了问题，应赶快就医。

如果出现不适，应该向医生提供哪些信息？

应向医疗人员提供最近的出行信息，包括目的地、出行目的和持续时间。经常出差的旅行者应给出最近数周和数月的所有旅行细节，包括出行前的预防接种和服用的疟疾化学预防药物。

注意！！！从疟疾流行地区回国后发热属于医学急症，应立即就医，并告知医护人员自己可能已感染疟疾。

# 附录

FULU

# Are You Ready to Study Abroad?

The students who got the school offer, how is the mood now? Over the past three years, college students who have taken online courses are about to rush to school classrooms, the online class has become a thing of the past. It may be a bit overwhelming to be busy preparing all kinds of information while looking forward to the future. However, the most important thing is still the physical examination and vaccination, so let "Xiaoguan" tell you how to get ready for studying abroad!

The things you must know about studying abroad!

The China Scholarship Council (CSC) requires that expatriates must obtain an International Travel Health Certificate before going abroad. The Study Abroad Service Center needs to check the certificate, otherwise it will not be processed for booking flights or other dispatch procedures. How do international students handle the relevant procedures? "Xiaoguan" will answer for you.

A. Determination of the medical examination organization

Medical examination for studying abroad needs to choose a designated medical examination institution. Students can check the list of designated medical examination institutions on the website of the National Health Commission, and generally go to the local international travel health care center for medical examination.

B. Appointment for medical checkup

After confirming the physical examination organization, you need to make an appointment for the physical examination in advance. It is recommended to make an appointment about one month in advance to ensure sufficient time for the physical examination and to deal with unexpected problems. Weekday Consultation Tel: 028-85197251 (8-12 a.m., 2-4:30).

Those who have received their visas and/or Scholarship Council Publicly-funded Documents can apply for a free statutory medical examination directly at Room 102 of the Center without making an appointment on the public website. The first five quotas per day can be applied for medical examination directly in the morning of the third working day after submitting the application materials, and the rest of the people will be deferred to the next working day in the morning in order of every five.

Documents to be submitted include: passport and visa copies, acceptance letter/invitation letter for visiting scholars and visa forms (e.g., Form I20 DS2019 for the U.S.), and Chinese language documents of the Scholarship Council's financial support (including the destination country, the school name, and the duration of the support) for public officials. The above visa, acceptance letter, invitation letter, visa form and financial support documents, should exceed one year.

If you do not show up for the medical checkup after two

successful appointments and do not cancel it on the public website, you will not be able to make an appointment for one month after the cancellation.

C. medical checkup

Study abroad/visiting students who have submitted an appointment are requested to prepare the appropriate documents and go to the center between 8—9 a.m. on the day of the medical checkup.

D.Vaccination

For international students, the Medical Center offers the following vaccinations: MMR vaccine, DPT vaccine, Varicella vaccine, meningitis vaccine, Hepatitis A vaccine, Hepatitis B vaccine, and so on. Students who need vaccinations or translations for vaccination certificates should be sure to bring the original and copies of their previous vaccination records (the green one), or if you already have an International Certificate of Vaccination(the yellow one), please bring it as well.

If you have completed your medical examination abroad at an international travel health care center in your region and it is within the validity period, those who only need vaccination can apply for it directly at the center.

E. Receive medical reports

The results of the medical examination usually take 3 working days to be issued, and you can choose to collect the medical report on site or by mail. If there are abnormal results, please do not be anxious, you need to follow the requirements of the medical examination organization for re-examination or treatment.

Only after completing the medical examination and vaccinations will we be able to get a health examination certificate and an international certificate of vaccination, which is what we call the little red one and the little yellow one.

a. Know the medical examination requirements of the destination country and school in advance so as to be well prepared.

b. Make an appointment for the physical examination in advance to avoid unnecessary trouble caused by time constraints.

c. During the physical examination, you should cooperate with the doctor and answer the questions truthfully to ensure the accuracy of the results.

d. Fasting is required on the day of the physical examination , and you can drink water appropriately.

e. Girls can try to avoid the physiological period, so as not to affect the results of urine test.

f. During the X-ray examination, metal jewelry should be removed, and girls who have metal rings in their underwear should also avoid them.

g. If you are pregnant or may have conceived, please inform the doctor in advance.

h. If there is any abnormality in the results of the medical examination, please follow the requirements of the medical examination organization for re-examination or treatment.

i. Minors need to be accompanied by their guardians or adults entrusted by their guardians for the physical examination and vaccination, and the entrusted persons need to bring the power of attorney issued by their guardians.

Warm-hearted “Xiao Guan” is here to tell you a little secrets about studying abroad:

The Center offers special tests for international students, such as tuberculosis gamma interferon release test, blood tuberculosis T-cell spot test, varicella-herpes zoster virus antibody test, measles, mumps, rubella IgG antibody and Hepatitis B test. If there is a need, be sure to communicate with your doctor in advance.

The above is for studying abroad medical examination, I hope this helps, for the upcoming start of the journey to study abroad!

## Are You Ready to Work Abroad?

With the advocacy of "The Belt and Road" and China's technology to the international community, international exchanges and cooperation are becoming more and more frequent, and the demand for foreign laborers is also increasing, but with the more and more incentive to compete in the international labor market, many countries tend to be more and more strict on the health status of laborers, and even some of them are dismissed or repatriated because of health reasons, so take the medical examination abroad seriously. Now, let me introduce you the things you must pay attention to when you go abroad for medical examination!

Why do we have to have medical checkups? Who mandates it? What's the point?

In accordance with the Law of the People's Republic of China on Exit and Entry Administration, Regulations of the Health Commission of the People's Republic of China on the Administration of Exit Medical Examinations and related rules, the requirements and standards for medical examinations of workers going abroad are clearly defined. The medical examination allows for the timely detection of potential diseases and the prevention of the spread of infectious diseases, as well as the observation of whether one's health meets the health standards of the country of destination so that timely treatment and adjustments can be made.

So what are the items that should be done in a medical examination abroad? Are the items done for different types of jobs the same?

Routine medical checkups for overseas laborers include Pantoscopic examination, Medical and Surgery examination, Electrocardiogram, Ultrasound, Chest X-ray, Blood test (Infectious Diseases, Liver and Kidney Functions, Blood Types, etc.), and Urine Tests. Additional checkups may berequired according to the labor contract or the requirements from country of destination, such as drug tests are required for going to Brunei, Stool tests and Hepatitis B tests for catering industry.

What documents should prepare for the medical examination? What is the process? What should I pay attention to?

Prepare materials

a. Original identity card or passport (Hong Kong and Macao Travel Permit/Taiwan residents Certificate of Identity).

b. Three recent bareheaded 2-inch color ID photos with white background, six for Brunei, five for Russia, and four for other former Soviet Union countries and the need for a HIV test report.

c. If you have applied for a visa, please bring your passport, visa and copy of the original, and some other documents with stamp on.

d. Crew members who have applied for the health certificate of seafarers, please bring the original and copies, detailed physical examination report within 1 year with stamp, and the original and copies of the seafarer's certificate.

e. International seafarers, please bring the visa of the relevant country, the original and copy of the crew book, and the unit certificates with seals.

Undergo medical checkup

Prepare relevant documents and go to the center on the day of the physical examination from 8:00 a.m. to 9:00 a.m. to register the information for the physical examination.

Gentle reminder:

a. Make an appointment for the physical examination in advance to avoid unnecessary trouble caused by time constraints.

b. During the physical examination, you should cooperate with the doctor and answer the questions truthfully to ensure the accuracy of the results.

c. Fasting is required on the day of the physical examination , and you can drink water appropriately.

d. Girls can try to avoid the physiological period, so as not to affect the results of urine test.

e. During the X-ray examination, metal jewelry should be removed, and girls who have metal rings in their underwear should also avoid them.

f. If you are pregnant or may have conceived, please inform the doctor in advance.

Vaccination

Vaccination is one of the most important things for our cxpatriatc workcrs, "Xiaoguan" is going to tcll you all about it.

The incidence of infectious diseases is different from country to country, so each country has different requirements for vaccines, "Xiaoguan" is here for you to explain common vaccination requirements for different destination countries:

a. Yellow fever vaccine: required for people traveling to most countries in Africa, it is a live attenuated vaccine that provides long-term protection.

b. Polio vaccine: required for people traveling to some countries in sub-Saharan Africa, such as Nigeria and the Democratic Republic of the Congo.

c. Malaria Vaccine: Malaria vaccine is not yet widely available, but malaria medication can be taken to prevent the disease. When traveling to some countries in Africa, such as Kenya and Tanzania, there is a risk of malaria infection, so it is recommended to consult a doctor in advance and take appropriate preventive measures.

d. Hepatitis A vaccine: When traveling to countries in Africa, such as Egypt, Kenya, Libya, etc., there is a risk of hepatitis A infection, and it is recommended that you get vaccinated.

In addition to the above vaccine, there are other recommended vaccinations, such as plague vaccine and cholera vaccine, etc. A preventive vaccination program can be developed according to your situation and your doctor's advice.

However, vaccinations don't protect you 100%, so it's also important to avoid mosquito bites, wash your hands, and take other routine precautions.

Certificate Collection

If you choose to send the certificate by mail, the certificate will arrive within the second natural day after the physical examination in the same city or inside the province (except for remote areas such as Ganzi, Aba Liangshan, etc.). Express delivery outside the province, the certificate will arrive within the fourth natural day after the physical examination; the arrival time of the certificate will be postponed for special checkups or under special circumstances.

If you choose to pick up the certificate on site, in order to protect your privacy, you need to pick up the certificate by yourself, and no one else can pick it up for you. If you choose to pick up your certificate onsite, please go to Room 102 from 2:00-4:00 p.m. on the third working day after the physical examination. No pick-ups will be made in the morning, so please make your own arrangements.

What kind of physical exam results are considered satisfactory? Do the requirements vary for different work groups?

For expatriate workers, the most important thing is to find out whether they have infectious diseases, such as Hepatitis B, tuberculosis, etc.; whether they have major organ diseases, such as heart bypass, liver transplant, etc.; and whether they have sexually transmitted diseases or AIDS, etc. Generally, if these three items are fine and there are no other special items, you can successfully obtain a health certificate.

# Seafarer' s Crew Medical Examination, What Do You Know?

As is well known, all industries require a "work permit". Article 102 of the Implementation Rules for Frontier Health and Quarantine of the People's Republic of China stipulates that Chinese employees on international transportation should hold a health certificate issued by the health and quarantine organ or a hospital at or above the county level. As a profession that has been drifting on the ocean for a long time, seafarers have different requirements for physical health compared to other professions. So, what certification is required for seafarers to work? What are the requirements for physical health? "Xiaoguan" will take you to explore the truth.

What is a seafarer? What is a seafarer's medical examination?

Seafarer is a special profession with long-term sea operations, high work intensity, strong specialization and high technical requirements, requiring a relatively healthy body. Seafarer's health is a guarantee of shipping safety and productivity.The medical examination of seafarers is a necessary measure taken to ensure the health of seafarers, prevent the spread of disease and maintain physical health and social stability. It is a basic system for the management of health care, health examinations, prevention and control of infectious diseases and other health-related issues for seafarers, as well as for medical services and care on board.

Why do seafarers and crew members need medical examinations?

In accordance with the provisions of the International Convention for the Safety of Life at Sea, all seafarers must undergo a medical examination and obtain a health certificate before they can perform their duties. All persons involved in maritime traffic activities or likely to jeopardize the safety of maritime traffic should undergo a health examination and appropriate measures should be taken to protect their personal safety.

Is it possible for all hospitals to conduct medical examination for crew members?

The physical examination of crew members must be carried out in hospitals with the qualification of physical examination of crew members. According to the “People’s Republic of China seagoing Crew Health Certificate Management Measures” (Sea Crew [2012] No. 231) Article 18: The health certificates issued by medical examination organization and attending physicians not announced by the Maritime Safety Administration of the People's Republic of china are invalid. The branches and sub-hospitals of the announced medical examination organizations engaged in the issuance of seafarers’ health certificates shall meet the relevant requirements of these Measures and be announced by the Maritime Safety Administration of the People’s Republic of China.

What are the items included in the medical examination?

Criteria of medical examination for seafarers (GB 30035-2021),

"Health Examination Form for Seafarers". Medical and Surgery examination, ophthalmology, blood routine, urine routine, liver function, blood sugar, blood type, chest X-ray, electrocardiogram, abdominal ultrasound are the basic items; service crew should also carry out fecal bacterial culture examination; medical examiner can add special examination according to the actual health examination. Ultrasound examination of urinary system is limited to those who have symptoms or have occult blood in urine; ultrasound examination of heart is limited to those who have symptoms or medical history. Crew members who declare that they have a history of occupationally restricted diseases or who are found to have symptoms of occupationally restricted diseases during the physical examination are required to undergo the corresponding examinations.

About health certificates

How long is the validity period of the certificate?

General health certificates do not exceed 2 years. If a crew member applying for a health certificate is younger than 18 years old, the validity period of the health certificate does not exceed 1 year, and the expiration date of the validity period does not exceed the 65th birthday of the holder.

What if your health certificate expires during the voyage?

According to Article 9 of the Measures for the Administration of Health Certificates for Seafarers of the People's Republic of China (Seafarers [2012] No. 231), if the validity of a health certificate expires, the seafarer shall reapply for a new health certificate. If the validity period of the health certificate expires during the voyage, the health certificate shall remain valid for a period of not more than three months until the crew arrives at the next port of call where there is a medical practitioner recognized by the Contracting Party.

Can seafarers who are about to embark on a ship and hold a crew member's certificate that has recently expired still work on the ship?

In case of emergency, maritime administrations may allow seafarers with recently expired health certificates to work in the next port with a medical practitioner recognized by a Contracting State for a period not exceeding three months.

Under what circumstances are seafarers and crew members required to undergo a new occupational health examination?

Seafarers and crew members shall be required to undergo a new occupational health examination if one of the following circumstances exists.

a. Inability to work for more than 30 days;

b. Suspension of shipboard service for medical reasons;

c. Other cases in which changes in health condition affect the fulfillment of his/her job duties.

Notice of application for seafarers' health certificates (two-year validity period)

Please make an appointment for medical checkup through the Center's WeChat public number, and you can have a medical checkup on the day of the appointment. Late appointments will need to be rescheduled. No application for medical checkup will be accepted on site.

Please complete the pre-inspection registration at the entrance on the first floor, filling the form and going to the front counter on the second floor. If the seafarers of international routes need to apply for the "International Travel Health Examination Certificate" (valid for one year) at the same time, please apply for it on the second floor as well.

The acceptance time of medical examination is from 8:00 a.m. to 10:00 a.m. from Monday to Friday (for those who are engaged in catering service and need to check the stool culture test, it is only from 8:00 a.m. to 10:00 a.m. every Monday to Wednesday), and the examination will not be processed after that time. In order to ensure the quality of the physical examination, please have a light diet three days before the physical examination, do not drink a lot of alcohol, ensure sufficient sleep, fast for at least 8 hours before blood sampling, and keep an empty stomach during the physical examination.

For those who apply for a "Seafarer's Health Certificate" (valid for two years)only, the required documents include the original and photocopy of the identity card, and three 2-inch, white-background, bareheaded, color photographs. Please confirm your seafarer position in advance and submit all the documents before applying.

For seafarers on international routes applying for both the "Seafarer's Health Certificate" (valid for two years)and the "International Travel Health Examination Certificate" (valid for one year), the required documents include the original and photocopies of the ID card, five 2-inch color photos with a white background and without a crown, photocopy of the first page of the seafarer's certificate and photocopies of pages 2-4 of the seafarer's service book. The application will be processed only after all the documents are submitted.

If the seafarers of international routes have already applied for the "Seafarer's Health Certificate" at the Center, and need to apply for the "International Travel Health Examination Certificate", they can apply for it within 6 months from the date of medical examination with the copy of the first page of the seafarer's certificate, the pages 2-4 of the crew service book, and two 2-inch color photo IDs with a white background and without a crown. In addition to the items on the "Certificate of International Travel Health Examination" are free of charge, the cost of the other additional items are at your own expense (if you have already applied for the "Seafarer's Health Certificate" in other medical examination institutions,you can submit documents to apply for a free "International Travel Health Examination Certificate"; for details, please contact Room 102 on the first floor). If a person who has already applied for a "Certificate of Health Examination for International Travel" needs to apply for a "Certificate of Health for Seafarers", he/she shall prepare the documents and re-examine the medical examination according to the requirements of Article 4 above, and the full set of fees shall be paid by himself/herself.

# Post-travel Medical Examinations Are Necessary!

A: It's been a few days since the trip ended and it's time to return to be a wage earner, but I have a bit of a fever today.

B: Didn't you go for a checkup?

A: I already had a checkup before I left, and it's not a big problem, so it's a waste of money.

B: You are such a learned and talented person, but today also let me catch your knowledge blind spot, let me give you popular science.

Around 600 million people worldwide go abroad each year, but studies show that only 8% seek health counseling before traveling. There are cases of investors, engineers, expatriates and tourists falling ill while abroad. Since some infectious diseases have incubation periods, it is possible for returnees to bring some infectious diseases from abroad back to the country, such as AIDS, falciparum malaria, schistosomiasis, chikungunya fever, dengue fever and so on.

In recent years, a large number of nationals have gone abroad, and with that comes the issue of travelers' health and safety. A study of a cohort of travelers in the United States showed that 64% had health problems during the trip, 8% sought medical attention on the spot, 26% became ill after returning home, and 12% sought medical attention as a result. An analysis of 104 international traveler deaths in 2013 showed that malaria was the leading cause of death, followed by sepsis, respiratory diseases (pneumonia, tuberculosis) and acute encephalitis. It is clear that infectious diseases are an important threat to the health of international travelers.

Various factors during the trip make the body health immunity be low and susceptible to disease, then the body's fatigue after travel needs a period of time to ease. At this time the body's health status is not good, and in the journey you may have been in contact with infectious diseases. After latency period, the disease appeared symptoms, and it is at this point that the condition should be brought to our attention and not ignored. If the infectious disease will be brought home, and then spread to the family, affecting the health of the family, the loss is not worth the gain, so it is necessary to travel after the medical examination.

Post-travel physical health checks are just as important as pre-travel!

Physical examination before traveling

You have set the date, the ticket, and so on for trip with your friends, and you have all the supplies you need in your backpack, and everything is ready for you to go, suddenly, you are not feeling well. Some people are afraid that their friends will blame them, or they are eager to have fun, so they insist on traveling with illness, and as a result, their condition worsens in the journey and they suffer. This warns us not to travel with illness, it is better to have a physical examination before traveling.

If you do not have the conditions to do a health check, you should at least be aware of your health condition. Otherwise, if you get sick while traveling, you will easily be delayed due to the lack of medical assistance in an unfamiliar place. It is easy to get infected with diseases during the journey, even some diseases do not attack immediately after infection, and some existing chronic diseases may be aggravated after a tiring journey.Therefore, timely review can adjust the treatment plan according to the new condition.

Get a medical checkup when you return from a trip

Travel medicine experts suggest that health checkups should be timely done after a trip. That's because when traveling outside, clothing, food, housing and transportation have changed. It is easy to get infected with diseases during the journey, some diseases do not attack immediately after infection, but a few days after returning from traveling. Therefore, it is important to get a medical checkup when you return from traveling.

Post-travel medical examination

Please have a medical examination promptly if any of the following occurs:

— Return from a country where malaria is or may be endemic with a fever ;

— Have a chronic illness such as cardiovascular disease, diabetes or chronic respiratory disease, or have taken anticoagulants;

— Illness a few weeks after return, especially with fever, persistent diarrhea, vomiting, jaundice, urinary tract disease, skin disease, or reproductive tract infection;

— Has received anti-malarial treatment while traveling;

— Possibly exposed to a serious infectious disease while traveling;

— Stayed in a developing country for more than 3 months.

Physical examination programs should be targeted according to the prevalence of diseases and epidemics in the place of travel, as well as the specific conditions encountered by the individual during travel. For example, check for hepatitis B (incubation period of 60-160 days), liver function, malaria, fecal bacteria and amoeba culture, filariasis, rabies, epidemic hemorrhagic fever, dengue fever, etc. So that the disease can be treated promptly.

When you return from a long trip, it takes about a week to adjust in order to get rid of the fatigue and return to your original state. If two weeks pass and the discomfort remains unabated, it is likely that something is wrong and you should seek medical attention as soon as possible!

What information should I provide to my doctor if I become unwell?

Medical personnel should be provided with information on recent travel, including destination, purpose of travel and duration. Frequent travelers should give all travel details for the last weeks and months, including pre-travel vaccinations and malaria chemoprophylaxis taken.

Note!!!

Fever after returning from a malaria-endemic area is a medical emergency, and travelers with fever should seek immediate medical attention and inform the health care provider that they may have infected malaria.

# 参考文献

[1] 中华人民共和国国境卫生检疫法实施细则[N]. 人民日报, 2011-02-09(14).

[2] 张杰雄 . 我国船员证书签发工作研究[D]. 辽宁: 大连海事大学, 2020.

[3] 龚震宇, 龚训良, 杨小平 . 航海旅行需要考虑的健康问题[J]. 疾病监测, 2007, 22(10):719-720.

[4] 龚震宇, 高筱萍, 傅亚娟 . 航空旅行所要考虑的健康问题(一)[J]. 疾病监测, 2005,20(11):614.

[5] 李爽, 凌瑞杰 . 科学防酷暑平安度盛夏[J]. 中国工业医学杂志, 2022, 35(4):384.

[6] 田玲玲, 殷竹君 . 旅行者腹泻[J]. 旅行医学科学, 2011, 17(2):56-62.

[7] 史玉 . 境外旅游不得不知的那些事儿[J]. 农村百事通, 2018(19):48-50.

[8] 李国华, 付军 . 国际旅行健康危害因素及预防措施[J]. 中国国境卫生检疫杂志, 2004, 27(3):160-162.

[9] 周恺, 董强 . 旅行, 小心传染病[J]. 百科知识, 2020(8):34-39.

[10] 郭增柱 . 旅行时应警惕感染新出现和再出现传染病[C]// 中华预防医学会年会 . 2006:1.

[11] 张雨 . 去非洲旅行? 须警惕疟疾! [J]. 人人健康, 2023(22):94-95.

[12] 苏静静 . 没有一颗“痘”是无辜的[J]. 大众健康, 2022(8):44-47.

[13] 彭鑫飙 . 艾滋病病毒暴露后的黄金 72 小时[J]. 家庭医学: 上半月, 2023(9):60-61.

[14] 何祖顺, 孙晓漫 . 青少年应了解的艾滋病常识[J]. 青春期健康, 2023, 21(17):64.

[15] 侯颗．ISO 发布首个新冠病毒核酸检测国际标准［N］．中国纪检监察报，2022-06-09(3).

[16] 牟鸿江，蒋维佳．关于核酸检测［J］．大众科学，2021(11):20-21.

[17] 艾瑞克森．旅行腹泻（第 2 版）［M］．王清，译．北京：人民卫生出版社，2011.

[18] 詹思延．流行病学［M］.8 版．北京：人民卫生出版社，2017.

[19] 孙长颢．营养与食品卫生学［M］.8 版．北京：人民卫生出版社，2007.

[20] 张磊．最新《世界疟疾报告》说了什么［N］．健康报，2022.

[21] 黄海涛，李楠．高原反应的药物预防与治疗［J］．武警医学，2017，28(12):1282-1285.

[22] 郝玉姣，高飞燕，孙琳，等．乙酰唑胺治疗慢性高原病的疗效与安全性的 Meta 分析［J］．海南医学，2020，31(9):1194-1200.